好孕，从卵子开始

[美] 瑞贝卡·费特———— 著　程　苋———— 译

IT
STARTS
WITH THE
EGG

U0305706

北京科学技术出版社

读者须知：

医学是随着科技的进步与临床经验的积累而不断发展的。本书中的所有建议均~
者结合自身临床经验审慎提出的，虽然如此，在采纳之前还是应考虑自身情况~
生的建议。此外，如果你想获得更为详尽的医学建议，请向有资质的医生咨询。~
本书相关内容造成的直接或间接不良影响，出版社和作者概不负责。

著作权合同登记号　图字：01-2021-3422

图书在版编目（CIP）数据

好孕，从卵子开始 /（美）瑞贝卡·费特著；程芫译. —
北京：北京科学技术出版社，2021.10（2023.11重印）
书名原文：It Starts with the Egg
ISBN 978-7-5714-1253-1

Ⅰ.①好… Ⅱ.①瑞… ②程… Ⅲ.①体外受精—胚胎移植 Ⅳ.①R321

中国版本图书馆CIP数据核字（2020）第248004号

策划编辑：孙东燕	**电　话：**0086-10-66135495（总编室）
责任编辑：孙东燕	0086-10-66113227（发行部）
责任校对：贾　荣	**网　址：**www.bkydw.cn
装帧设计：源画设计	**印　刷：**河北鑫兆源印刷有限公司
责任印制：李　茗	**开　本：**880 mm × 1230 mm　1/32
出 版 人：曾庆宇	**字　数：**210千字
出版发行：北京科学技术出版社	**印　张：**6.875
社　　址：北京西直门南大街16号	**版　次：**2021年10月第1版
邮政编码：100035	**印　次：**2023年11月第9次印刷
ISBN 978-7-5714-1253-1	

定　　价：69.00元

推荐序·一

　　生殖医学作为妇科内分泌学科的分支，长久以来一直致力于为不孕不育和有优生需求的夫妇摆脱生育困境、获得完整而幸福的家庭提供医学服务。在学科发展的初期，我们比较关注新技术的应用，希望用最先进的技术给患者带来美好的未来。随着治疗手段的发展，患者对于治疗的期望值也越来越高。作为生殖医学工作者，通过多年的临床实践，我深刻感受到，怀孕过程中的危险因素有很多不是靠先进的技术就可以解决的。现如今，虽然医疗技术在不断进步，但我们仍不能完全解决环境毒素和不良生活方式对健康（包括生殖健康）的影响。这是很多生殖医学工作者在面对患者时都会发出的由衷感叹。

　　《好孕，从卵子开始》这本书，是少有的对接受体外受精治疗和其他治疗的不孕女性在生活和营养方面给予系统性指导的科普书籍。作者对大量相关医学研究成果进行了梳理，从环境毒素的去除、饮食营养的调整、营养素的使用等方面，提出了一些行之有效的办法。无论是患者还是医生，都可以从中获益。本书为我们打开了一扇窗户，让我们看到在生殖医学领域，除了医疗手段，还可以从生活方式等方面入手，来改善卵子质量，提高受孕率。

随着对人类生育过程认识的深入，作为生殖医学工作者，我深深体会到，完成繁衍生息，并保卫子代健康，是一项神圣而又充满使命感的任务。希望广大读者能够通过阅读本书，在完成生育的过程中受益。

中国医学科学院北京协和医院妇产科主任医师、教授

北京协和医院生殖医学中心创始人

何方方生殖医学工作室创始人

推荐序·二

　　生命的准备需要从卵子开始，而卵子的质量与生活环境及生活方式密切相关。近几年来，现代年轻人的生活轨迹、饮食习惯、家庭观念已经发生了巨大改变。快速变革的社会使人压力倍增，压力会造成人体内稳态和内分泌紊乱，进而使得不孕症发病率增加。如何做好生育营养指导，如何做好女性生育力保护，如何避免生殖毒素对子代产生影响，已经成为医学领域的热点和难点。《好孕，从卵子开始》的作者，从一位患者和科学工作者的双重视角，为我们提供了一份非常好的备孕生活及营养指南。作者引入了诸多先进理念，用浅显易懂的语言描述了现代社会生活中潜在的影响生育的不良因素，提供了一整套去除环境毒素及补充营养素的方案，阐明了在备孕过程的困惑问题。本书内容不仅对于不孕不育患者具有很好的指导作用，也为广大生殖领域医疗工作者拓宽了诊治思路。

　　愿本书能为更多不孕不育患者提供帮助，也希望广大读者在阅读本书后，能够对健康生育有更为深刻的理解。

北京妇产医院及北京妇幼保健医院主任医师、教授

中国疾病预防控制中心妇幼保健中心专家

中国孕婴网总顾问

出版说明

　　本书第一版（英文版）自2014年3月面世以来，我陆续收到了数千名读者的来信。有的读者说，这本书让她在漫长而痛苦的求子之路上看到了一缕曙光；还有的读者说，在经历了多次流产和体外受精—胚胎移植治疗失败后，她终于找到了改变自身命运的机会。

　　不少读者向我讲述了她们成功受孕的故事。其中一些读者已尝试自然受孕多年，在执行了本书提供的建议后，她们终于如愿以偿。还有一些读者，她们采用的是体外受精—胚胎移植治疗，在采用本书提供的建议后，她们的优质卵子数量和胚胎数量都有了显著提升。另有部分读者多次早期流产，在严格执行本书提供的建议后，终于保胎成功。

　　在受孕和保胎方面，任何方法都不可能保证成功率为百分之百。有些人是因为年龄太大或健康方面的问题太多而无法成功受孕。但本书给了不少女性坚持尝试其他方式并最终孕育下一代的动力，因为她们确信自己至少有机会通过努力改善卵子质量而受孕。

本书的影响比我预想的要大：每年有 30000 多名女性阅读本书，并将书中的建议付诸实践。书中介绍的不少营养素（如辅酶 Q_{10} 和脱氢表雄酮），如今已被美国各大生殖医学中心推荐用于辅助生殖。同时，那些未经验证的甚至有害的女性植物补充剂已逐渐淡出人们的视线。如今，对于准备接受体外受精—胚胎移植治疗的女性而言，采取措施减少双酚 A 和邻苯二甲酸酯等内分泌干扰物暴露，已成为一种标准做法。

然而，我不得不承认，本书也令某些女性过于紧张了，她们试图从生活中清除掉所有可能会干扰激素作用的毒素。本书再版正是为了解决这一问题，明确你真正需要关注的事项，并重申完全清除各种毒素并非我的本意。我的目的是希望你通过一些简单的方法来避免严重的伤害，让你尽量不接触对生育能力有较大影响的某些毒素。

这一版，我对双酚 A 和邻苯二甲酸酯的最新研究成果进行了梳理，这些研究的结果进一步支持了我的观点——你只需要注意那些暴露水平高的毒素即可。这些研究成果也为我们的努力方向提供了具体指导，可以减轻我们对毒素暴露的担忧，因为很多毒素对我们的生育能力影响很小。最新研究成果也进一步证实了本书中关于营养素补充和饮食方面的建议是正确的。例如，研究表明，稳定血糖以及采用地中海饮食确实可以提高体外受精—胚胎移植治疗的成功率。

一些研究为本书中关于营养素（如脱氢表雄酮）的补充建议提供了有力依据。

多项研究表明，脱氢表雄酮可以提高卵巢储备功能不良女性在一次月经周期内排出的卵子数量与质量。

与此同时，科研人员也认识到了提高精子质量的重要性。研究显示，精子质量差很可能是导致流产的一个关键因素。不过，关于精子质量的研究也有好消息传来。研究表明，富含ω-3脂肪酸的鱼油等营养素补充剂有助于提高精子质量。

本书对有关前沿研究成果进行了详细解读。希望本书可以帮你成功受孕。

阅读指南

如果你刚开始备孕

如果你刚开始备孕，而且不存在任何生育方面的问题，那么你只需要实施营养素补充的初级方案（详见第12章）、减少可引起内分泌失衡的毒素暴露并按照第13章的建议将饮食稍作调整即可。这样可以让你更快受孕，还能降低流产的发生风险。

即使你不存在任何生育方面的问题，采取一定的措施来提高卵子质量依然是一件非常有益的事，因为健康女性体内也有相当比例的异常卵子。如果你连续几个月排出的都是异常卵子，那么，成功受孕的时间就会往后延。所以，即使你不存在生育方面的问题，我也建议你参考一下书中的方案，这些方案不但可以提高卵子质量，还会对你的整体健康以及未来宝宝的健康有好处。

如果你存在生育问题，但尚未开始治疗

你可以采用本书中关于营养素补充的中级方案。相对于

初级方案，中级方案添加了更多的营养素（主要是抗氧化剂），可以让你更好地提高卵子质量。（详见第6章和第7章，营养素总结见第12章。）

对于多囊卵巢综合征患者来说，中级方案还需要稍作调整，加入一些已被证实可提高生育能力的营养素补充剂。

如果你正在接受体外受精—胚胎移植治疗或宫内人工授精治疗

如果你已经与不孕症斗争了相当长一段时间，并且准备通过体外受精—胚胎移植治疗等辅助生殖技术受孕，那么，实施本书提供的综合方案将会使你获益良多。综合方案包括降低毒素暴露策略、改善饮食以及营养素补充的高级方案。补充营养素的目的是解决因年龄增长、子宫内膜异位症、卵巢储备功能不良等引起的不孕，以及不明原因的不孕。第6章到第11章对适用于每种情况的营养素进行了详细讨论，第12章则提供了营养素补充综合方案的示例。

卵子质量差往往是不明原因不孕的罪魁祸首。女性在35岁以后，生育能力急剧下降，这在很大程度上是由卵子质量差造成的。这种情况下，即便是进行体外受精—胚胎移植治疗，也无法取得成功。体外受精—胚胎移植治疗的成功率在很大程度上取决于年龄。所以，如果你的卵子质量差，除非你使用捐赠的卵子，否则体外受精—胚胎移植治疗的成功率是很低的。

无论你所患的是不明原因不孕，还是因年龄增长、子宫内膜异位症或卵巢储备功能不良而引起的不孕，提升卵子质量都应该被设定为首要目标。因为只有高质量的卵子才有可能发育成高质量的胚胎，挺过关键的第 1 周，然后成功着床并成长为活胎。因此，最大限度地增加有可能发育为健康胎儿的优质卵子数是至关重要的。

如果你有习惯性流产史

提高卵子和精子的质量可以有效预防流产。某些情况下，习惯性流产是由凝血或免疫因素引起的。另一个常见原因是甲状腺功能减退。查明流产的原因并采取相应的措施，可以降低你再次流产的概率。

研究表明，患有桥本甲状腺炎的女性使用左甲状腺素治疗，可以使流产的概率降低50%以上。如果你想了解导致流产的原因，以及如何检测与治疗，可以参阅生殖内分泌学家罗拉·沙伊纳博士编写的《牢不可破》(*Not Broken*) 一书。

如果通过检测，排除了凝血、免疫以及甲状腺问题等因素，那么，反复自然流产的罪魁祸首就极有可能是卵子质量差了。存在染色体异常的劣质卵子在发育成胚胎和胎儿后，存活的概率极低。据统计，卵子染色体异常是造成早期流产的最常见原因，占40% ~ 50%。

卵子染色体异常出现的概率会在女性超过一定年龄后，随着年龄的增长而升高。本书将为你揭示卵子在排出之前染色体异常是如何发生的，以及你可以通过哪些措施来降低卵子染色体异常的发生率。最新研究表明，精子质量差也可能导致流产，因为精子质量差可能会增加胚胎染色体异常的发生风险。

如果你有 2 次或 2 次以上的流产经历，而医生又找不到任何原因，或者你已经知道可能是卵子染色体异常导致你妊娠丢失，那么，在尝试再次受孕之前，你应当至少提前 3 个月开始实施高级方案。

本书还为特定情况下的营养素补充和饮食策略提供了一些信息。这些营养素补充和饮食策略对因免疫问题或炎症导致的流产极为有效。（详见第 6 章和第 7 章以及第 13 章末尾的饮食建议。）

虽然本书重点讨论的是卵子质量问题，但许多外部因素同样会影响精子质量。精子质量差在某些情况下也可对受孕和妊娠过程产生显著影响，而这一点常常被忽视。如果你已经知道或者怀疑受孕困难是精子质量差造成的，或者你有反复自然流产的经历，那么，采取相应措施改善伴侣的精子质量，对你而言是极有价值的。即使伴侣的精子质量并非你需要担心的因素，但通过阅读相关章节你会明白，为什么正在备孕的男性服用某些营养素补充剂能够提高女性的受孕成功率。

无论你希望自然受孕，还是希望通过体外受精—胚胎移植治疗受孕，抑或是在经历流产后再次尝试受孕，都必须尽力提高卵子质量。在排卵之前，卵子通常需要 3 个月的时间才能发育成熟。因此，这 3 个月是"窗口期"。在后面的章节中，你会知道在这段时间内你应该做些什么以及具体怎么做。但是，为了理解改善生活方式是如何提高卵子质量的，我们很有必要先了解一下卵子质量意味着什么，以及卵子染色体异常是如何发生的，而这正是第 1 章的主题。

目 录

前　言 ································· 001

第一部分　医生不会告诉你的那些事

第1章　卵子质量 ················· 011

第2章　双酚A的危害 ············· 022

第3章　邻苯二甲酸酯和其他有害物质 ······· 037

第4章　影响生育能力的其他因素 ········ 050

第二部分　如何挑选"对"的营养素

第5章　孕前维生素 ··············· 067

第6章　辅酶Q_{10}与卵子能量 ········· 076

第7章　褪黑素与其他助孕抗氧化剂 ······· 087

第8章　Myo-肌醇与恢复排卵 ·········· 108

第9章　脱氢表雄酮治疗卵巢储备功能不良 ···· 118

第10章　弊大于利的营养素 ··········· 135

第11章　为胚胎移植做好准备··························141

第12章　完整行动方案·······························149

第三部分　拓展篇

第13章　助孕饮食方案·······························161

第14章　精子质量································185

后　记·······································203

前　言

　　无论你是刚开始考虑备孕，还是已经在治疗不孕的道路上挣扎了很多年，抑或遭遇了数次流产，为你的卵子发育成熟提供营养、避免接触可对卵子造成伤害的毒素，始终都是非常重要的。本书将为你提供一些简单易行的方法，这些方法也许能够提高你的受孕概率，让你成功孕育属于自己的健康宝宝。当然，这一切都始于卵子。

　　女性的卵子数量在其出生时就已经确定了，而且超过一定年龄后，卵子的质量会随着年龄的增长而下降。但是，仅仅了解这些是不够的。在我们生命的大多数时间里，卵子是以未成熟细胞的形式处于休眠状态的。直到排卵前3～4个月，卵子才会继续发育，它会迅速增大并储存很多能量。此时，卵细胞内的染色体进入复制阶段。如果这一过程出错（事实上经常出错），卵子便会携带异常的染色体。而卵细胞染色体异常是导致早期流产和体外受精—胚胎移植治疗失败的最重要原因，也是导致大龄女性不孕的重要原因。

很多女性认为，在提高卵子质量方面她们几乎无能为力。但最新研究成果否定了这种看法。排卵前的卵子发育阶段是一个非常关键的时期，这一时期，卵细胞容易受到毒素（如双酚A和邻苯二甲酸酯）的影响。当然，如果能在这一时期正确地使用抗氧化剂和其他营养素补充剂，可以对卵细胞起到保护作用。因此，你还是有机会改善卵子质量的，只是这个机会的持续时间非常短而已。

在大量科研成果的基础上，本书为你总结了一些可以有效提高卵子质量的方法。本书提供的这些方法，并非基于个案研究，而是基于大型的临床试验，所以是值得一试的。

如果你目前正在接受生殖医学专家的治疗，那么你可能已经在服用营养素补充剂来改善卵子质量了。但是，有些专家依据的可能是过时的科研成果。本书中，我将根据最新的科研成果对可以提高卵子质量的各种措施及其作用机制进行详细解读，以便能够帮助你做出明智的选择。

在深入探讨相关问题前，我想分享一下我的亲身经历。其实，我曾是一名不孕症患者。最初，和其他许多不孕症患者一样，我在进入体外受精—胚胎移植治疗周期时也充满了恐惧和焦虑。对于治疗是否顺利，自己在一个周期内能取出的卵子数量是否充足，以及能否获得可移植的高质量胚胎，我都十分担忧。

任何一个体外受精—胚胎移植治疗周期都可能出错，也存在众多干扰因素。在我们进行体外受精—胚胎移植治疗的过程中，医生也盼望着我们能够取出足够数量的卵子。如果这个周期的治疗失败了，我们就需要重新注射治疗药物、重新约医生。

虽然存在着恐惧和焦虑，但我还是满怀信心地踏上了征程。我想，自己还不到30岁，通过体外受精—胚胎移植治疗，应该很容易就能怀上。但令人意想不到的事情发生了，我被诊断出患有卵巢储备功能不良。生殖医学专家说，我需要实施最激进的药物干预方案来帮助受孕。我问专家是否可以通过服用特定的营养素补充剂来提高受孕成功率，但没有得到肯定的答复。我只好将自己在分子生物学和生物化学方面的知识付诸实践。基于科学研究的成果，我走上了自我探索之路。

在学习分子生物学期间，我了解过DNA损伤与修复的机制、细胞内能量产生的详细过程以及这两个过程与抗氧化物质的关系。我还研究过受精前后卵细胞内染色体重新组合和分离的复杂机制。随着对相关文献的深入研读，我将多年前学到的知识与最新的研究成果结合在一起，对有关卵子染色体异常的成因及其外部影响因素有了一个比较全面的认识。

后来，我将所学知识付诸实践。在饮食方面，我减少了精制碳水化合物的摄入量（目的是降低血浆胰岛素水平，因为胰岛素水平高会影响卵子质量），而且开始每天服用少量的营养素补充剂。在避免环境毒素暴露方面，我用玻璃制品替代塑料制品，使用的是不含香精的清洁产品。另外，我还开始服用脱氢表雄酮，以提高妊娠成功率。

在那几个月里，我按照已经怀孕的标准规范自己的饮食和生活方式，就像保护一个正在发育的胎儿一样呵护自己的卵子。我发现，这样做让我很安心，即使再次出现体外受精—胚胎移植治疗失败，我至少也可以得到安慰，因为我已经采取了各种可能的措施来保证胚胎健康。

让我仍然感到忧心的是，由于卵巢储备功能下降，我所面临的将是一场非常艰苦的战斗。因为有研究表明，体外受精—胚胎移植治疗的成功率与卵巢储备功能呈正相关。

几个月后，我和丈夫再次来到生殖医学门诊对我的卵巢功能进行检查，然后开始促排卵治疗。没想到检查结果让我们非常震惊：超声检查提示，我的卵巢内有大约20个卵泡可以发育成熟，不再是原来的寥寥几个了。这表明，我的卵子数量已经完全恢复正常，我已经不再患有卵巢储备功能不良了。看起来，我们的胜算大了很多。

尽管如此，我还是非常紧张。在接下来的几周内，打针、吃药、做超声检查和血液检查成了我的例行程序。虽然检查结果让我有理由期待体外受精—胚胎移植治疗能有个好的结果，但正如医生所说，谁也无法保证体外受精—胚胎移植治疗一定能成功，因为有太多因素可能导致治疗失败。

取卵那天，医生从我的体内取出了22颗成熟的卵子，这让我感到非常欣喜。但我还是尽力抑制住了自己的兴奋之情，因为我知道前路漫漫，还有很多困难需要一一克服。

体外受精—胚胎移植治疗其实是个"数字游戏"。一次常规体外受精—胚胎移植治疗需要获取20颗卵子，其中大约15颗能够成功受精，所形成的胚胎大约1/3能够发育到第5天，然后被移植到子宫内。我们打算做单胚胎移植，因此，仅需要

1个发育到第5天的高质量胚胎即可。但我们也知道,胚胎移植的失败率很高,因此,我们可能需要进行第2次甚至第3次胚胎移植才能最终受孕。所以,我们获得的胚胎数越多越好。

当天晚些时候,医院打来电话,告诉我们22颗卵子中有19颗成功受精。5天之后,我们又迎来了一个惊喜——所有受精卵均发育成了高质量囊胚。这个结果简直太出人意料了。尽管我们就诊的生殖医学中心已经成功治疗过成千上万名不孕症患者,而且是全美治疗不孕症成功率最高的生殖医学中心之一,但一次获得如此多的高质量囊胚还是第一次。

在取卵后第6天,我们挑选了一颗看上去发育得最完美的胚胎进行了移植。此后是2周难熬的等待,结果如所有人所愿,我们成功了。我不知道如果没有我在改善卵子质量方面的努力,结果是否会有所不同。但科学研究表明,卵子质量是决定其能否受精并发育至囊胚期的最重要因素,同时也决定了胚胎能否成功着床并生长为活胎。

当我把自己的治疗经历讲给不孕症姐妹们听的时候,她们的反应出奇地一致——所有人都想知道她们该采取哪些措施来提高受孕概率。所以,我认为自己有必要对此进行进一步的研究和总结。

关于毒素和营养素对生育过程的具体影响,我仔细研读了数百篇文献,系统总结出这些因素对人类生育的影响,并确定了哪些因素可能会对体外受精—胚胎移植治疗的成功率产生影响。

这项工作是个大工程,由于工作太忙,大多数生殖医学专家都无法完成。于是我意识到，生殖医学专家和一些科普图书给出的建议可能是滞后的。例如，2017年和2018年发表的一些研究成果指出，预防流产的最佳维生素D水平比之前认为的要高得多，但不少医生仍然将孕妇所需的维生素D水平与维持骨骼健康的水平等同。

不过，在营养素补充和卵子质量研究方面，并非所有的生殖医学专家的理念都是落后的。有些生殖医学专家确实能紧跟科学研究前沿，其推荐的营养素及其摄入量与本书内容较为一致。但是，这些生殖医学专家一般不会向患者解释各种营养素的具体作用是什么，也不会告诉患者除了服用营养素补充剂还可以采取哪些措施。

许多不孕症女性意识到了这一点，于是她们试图通过互联网来获取相关信息。但是，互联网上的信息鱼龙混杂，有的纯粹是为了推销商品，而这些商品可能含有对卵子质量有负面影响的物质，如蜂王浆和左旋精氨酸等。为了避免广大不孕症女性陷入相关误区，本书在提供正确方法的同时，还对某些被广泛推崇但事实上却弊大于利的营养素进行了科学解读。

对于希望自然受孕的女性来说，上网查找相关营养素的补充建议尤其不可取，因为她们需要考虑的不仅仅是卵子质量问题。例如，研究表明，褪黑素可以改善卵子质量，因此，很多医生会推荐进行体外受精—胚胎移植治疗的女性服用褪黑素。可你知道吗？长期服用褪黑素可能导致排卵障碍。褪黑素对接受体外受精—胚胎移植治疗的患者确实有帮助，因为体外受精—胚胎移植治疗并不涉及自然排卵过程。但如果你希望自然受孕，排卵障碍则是一个非常严重的问题，所以不要长期服用褪黑素。

再举一个例子。如果你存在卵巢储备功能不良，而且准备接受体外受精—胚胎移植治疗，有的医生可能会建议你补充脱氢表雄酮，而有的医生则不建议你补充，还有一些医生会让你来决定。由此可见，这种建议并不是基于检测结果或临床证据的。

在意识到最新研究成果与传统建议之间存在很大的差异之后，我觉得很有必要把这些最新研究成果总结成具体的且易于理解的信息让更多的人知道。这就是我写作本书的目的。

胚胎移植后12周，我和丈夫通过超声检查看到了成长中的胎儿，听到了他的心跳，这种喜悦是如此纯粹，以至于我希望正在接受生育治疗或正在备孕的你将来也能享受到。虽然本书提供的方案不能百分之百地让你成功受孕，但通过实施书中的方案，你的受孕概率会得到提高，整体健康状况也能得到改善。

第一部分

医生不会告诉你的那些事

第 ❶ 章

卵子质量

了解更多，方能做得更好。

——玛雅·安吉罗

通常在35岁以后，随着年龄的增长，女性的生育能力开始下降。然而，使用捐赠卵子的大龄女性，其受孕概率与年轻女性相当。因此，大龄女性的生育能力下降，主要与单个月经周期中排出的卵子数量少、质量差有关。那么，到底什么是卵子质量呢？卵子质量是指卵子维持胚胎发育的潜能。不要小看这种潜能，绝大多数卵子都不具备这个能力。

卵子质量决定一切

对于胚胎而言，受精后的头几周是最艰难的阶段，许多胚胎会在该阶段停止发育。很多自然受孕的胚胎在女性得知自己怀孕前就已经丢失了。只有约1/3的受精卵能够存活并最终发育成熟。在体外受精—胚胎移植治疗中，这一比例更低，许多受精卵无法培育到第5天（即囊胚期）。即使侥幸成功移植回子宫，这些胚胎也无法成功着床，从而导致体外受精—胚胎移植治疗失败。

但是，上述问题并没有得到应有的关注，因为人们通常认为如何让卵子受精才是不孕症女性面临的主要问题。因此，大多数有关自然受孕的建议基本都关注于排卵和受精的时机。这些建议其实都没能切中要害，因为相对于卵子受精，受精卵能否继续发育才是更应该引起重视的问题。卵子的质量在决定受孕成功率和胚胎能否继续发育方面发挥着至关重要的作用，其中的奥秘就藏在卵子的DNA中。

虽然受精卵发育成活胎取决于许多因素，但最主要的是每条染色体能否被正确地复制。卵子的染色体是否异常对女性的生育能力有着重要影响，因为从受精开始后的每一个发育阶段，胚胎都有可能因为染色体异常而终止发育。胚胎染色体异常可能表现为早期流产。对于许多不孕症女性来讲，卵子染色体异常是最主要的原因。

卵子质量差在受孕困难的女性中更为普遍。有多次流产史和多次体外受精—胚胎移植治疗失败（又称"反复种植失败"）史的女性以及多囊卵巢综合征患者的卵子染色体异常率很高。研究表明，有反复种植失败史的女性在接受体外受精—胚胎移植治疗时出现胚胎染色体异常的比例高达70%。

卵子染色体异常不仅影响受孕能力，还是导致流产的主要原因。流产是一种常见现象，据统计，10% ~ 15%的妊娠会以流产告终。但大多数流产都没有被察觉，因为它们发生得太早了，那时女性还没有任何反应，还不知道自己已经怀孕了。如果把这一因素考虑在内，那么就有高达70%的女性有流产的经历。这是因为从女性受孕的那一刻起，一个针对染色体异常胚胎的持续筛选过程便开始了。

卵子染色体异常导致的流产数量比其他已知原因导致的流产数量的总和还要多。日本的研究人员曾对约500名有2次或2次以上流产史的女性进行了研究，结果发现，41%的流产是由卵子染色体异常引起的，而其他已知原因导致的流产加起来还不到30%。还有研究认为，超过半数的早期流产是由卵子染色体异常导致的。需要注意的是，这些研究针对的只是已经确认怀孕后的流产案例，在胚胎发育早期因卵子染色体异常而导致的流产可能比这还要多。

你可能认为，对于卵子染色体异常我们无能为力。但最新研究表明，事实并非如此。卵子染色体异常的发生率与营养和生活因素密切相关，而这些因素都是我们可以控制的。

唐氏综合征是由卵子染色体异常导致的。通常在35岁以后，随着年龄的增长，女性的卵子质量开始下降，胎儿的唐氏综合征发生率也随之升高。95%的唐氏综合征患儿，是由于母亲的卵子提供了2条21号染色体，从而导致胎儿拥有3条21号染色体造成的。因此，唐氏综合征又被称为"21三体综合征"。

唐氏综合征只是卵子染色体异常的其中一种表现，但它广为人知，之所以这样，是因为患儿的染色体虽然受到影响，但仍能发育到足月并顺利分娩。除了21三体综合征，13三体综合征和18三体综合征的胎儿也可以发育到足月，但会存在严重的可危及生命的身体畸形。绝大多数存在染色体异常的胚胎一般会在着床的最初几天或几周内停止发育而早期流产，这就是我们很少注意到其他染色体异常的原因。

最常见的染色体异常是多一条染色体，但偶尔也会发生缺一条染色体或者更复杂的染色体错误的情况。

染色体数目不正确的卵子称为"非整倍体卵子"。由非整倍体卵子受精后发育而成的胚胎也是非整倍体，非整倍体受精卵在子宫着床成功的可能性非常小。即使这种受精卵能够成功着床，绝大多数也会以早期流产而告终。

有报道称，40岁以上的女性，一半以上的卵子可能存在染色体异常，有的甚至高达70%～80%。从35岁开始，女性的生育问题发生率会随着年龄的增长而快速增长。其中，卵子质量差对所有年龄段的育龄期女性都有影响，年轻女性发生卵子染色体异常的概率比你想象的要高得多。

即便是年龄在35岁以下的女性，平均也有多达1/4的卵子是非整倍体。这意味着，即使你是一位年轻、健康、表面上看起来没有任何生育问题的女性，你也可能在很多排卵周期内无法正常受孕。

卵子染色体异常对受孕和妊娠的影响在体外受精—胚胎移植治疗中表现得尤为明显。如果不存在卵子染色体异常，体外受精—胚胎移植治疗的成功率会非常高。对于卵子染色体异常，我们可以在胚胎植入前进行遗传学筛查。在遗传学筛查过程中，胚胎首先会经过筛选，确定每条染色体是否存在异常，只有染色体正常的胚胎才会被移植入子宫。

遗传学筛查与传统的胚胎质量检测有很大差异。传统的胚胎质量检测主要是观察胚胎的生长速度和整体外观，一般认为，生长缓慢、外观不规则的胚胎不太可能成功妊娠。但近年来的研究发现，基于外观的检测并不能保证胚胎的质量，筛选出染色体正常的胚胎才是重中之重。

2010年，一家技术领先的体外受精—胚胎移植中心引入了染色体筛查技术。这一技术使体外受精—胚胎移植治疗的成功率得到了显著提升。一般情况下，年龄在41 ~ 42岁的患者胚胎移植的成功率为13%，但如果只选择染色体正常的胚胎进行移植，成功率可以达到38%。

科罗拉多生殖医学中心的威廉·斯库尔克拉夫特博士率先采用了全面染色体筛查技术进行胚胎优选。斯库尔克拉夫特博士的研究中提到了不少案例，她们均是在进行移植时筛选出了染色体正常的胚胎才成功受孕的。在斯库尔克拉夫特博士于2009年进行的一项研究中，有一位37岁的女性此前已经历6个体外受精—胚胎移植治疗周期，结果植入的胚胎每次都无法着床。在接受第 7 次体外受精—胚胎移植治疗时，医生对培养的 10 个胚胎做了染色体筛查，结果发现其中 7 个存在染色体异常。如果不进行筛查，那么植入染色体异常胚胎的可能性很大。为了降低风险，医生将 3 个染色体正常的胚胎做了移植，结果这名女性成功怀上了双胞胎。

斯库尔克拉夫特博士研究中的另一名患者是一位 33 岁的女性，她有过 6 次流产经历。在进行体外受精—胚胎移植治疗时，染色体筛查结果显示，她的 11 个胚胎中有 8 个存在染色体异常。如果不做筛查，经历第 7 次流产应该是大概率事件。这次，医生为她选择 2 个染色体正常的胚胎进行了移植，结果这位患者成功诞下一对双胞胎。

有时，染色体筛查可以提高受孕成功率，这一点在斯库尔克拉夫特博士的研究中体现得很明显。在进行染色体筛查并从 8 个染色体正常的胚胎中挑选出一个进行移植后，一位 41 岁的不孕症患者成功受孕。

虽然染色体筛查是一大进步，但它也不是万能的。其中一个最主要的问题是，筛查结果可能显示本次体外受精—胚胎移植治疗周期中的所有胚胎染色体均不正常，结果导致没有可以用于移植的胚胎。在一项研究中，约 1/3 的患者出现了这种情况，这说明卵子质量差是限制受孕的一大因素。

染色体筛查技术的应用，再次证明卵子和胚胎的质量对妊娠成功率有着巨大影响。有趣的是，这种影响并不局限于预后不良的患者。日本的一个研究小组进行了一项研究，该研究试图通过移植经筛查确认染色体正常的胚胎来确定这项技术能在多大程度上提高体外受精—胚胎移植治疗的成功率（需要说明的是，他们的研究对象是35岁以下、没有流产史、预后良好的女性），结果发现，仅通过外观选择胚胎的对照组，41%的体外受精—胚胎移植患者能够成功受孕，且妊娠可维持到20周以上；而通过染色体筛查来选择健康胚胎的实验组，受孕成功率为69%；此外，两组的流产率也存在较大差异，对照组的流产率为9%，实验组的流产率仅为2.6%。

我们可以由染色体筛查带来的积极结果中得到结论：无论你采用哪种受孕方式，筛选染色体正常的胚胎都会大幅提高妊娠成功率。而在自然月经周期中，你的受孕成功率和妊娠至足月的概率在很大程度上取决于你的卵子质量。幸运的是，卵子质量是可以改变的。

同年龄的女性，卵子染色体异常的发生率存在着巨大差异。例如，同样是35岁，有些女性的卵子染色体异常率很高，而另一些女性的卵子染色体异常率却很低，有的甚至完全正常。德国和意大利的研究人员针对接受体外受精—胚胎移植治疗的患者进行了研究，结果也证明了这一点。他们发现，相同年龄的女性，染色体正常的卵子比例相差很大；即使是同一位女性，在不同时期的正常卵子比例差异也很大，这种情况在2个连续的体外受精—胚胎移植治疗周期中经常可以见到。研究者认为，不同女性间以及同一位女性在不同时期的卵子质量差异是随机的、不可预测的。但他们在得出这一结论时，并未将研究成果与其他一些揭示卵子染色体异常原因的研究联系起来。本章后文中列出的研究成果表明，卵子染色体异常的差异并不是随机的，而是由很多外部因素决定的。

众多研究表明，避免暴露于某些毒素以及服用特定的营养素补充剂可以提高受精卵发育成高质量胚胎的概率，提高胚胎着床率，降低早期流产的发生风险。研究发现，这些措施之所以能取得这样的效果，主要是降低了染色体异常卵子的比例。

卵子染色体异常的发生机制

卵子的发育过程十分漫长，而且非常容易出错。卵子发育在女性出生之前（即胚胎早期，胎儿的卵巢刚刚发育时）就已经开始。女性一生的卵子数量在出生时就已经确定了，而且直到排卵前几个月，这些卵子都一直处于休眠状态。

排卵前约4个月时，一小部分未成熟卵子开始发育，其中大部分卵子自然凋亡，只有优势卵泡会发育成熟。这枚完全成熟的卵子会穿破卵泡排出，进入输卵管，准备受精。

卵子从早期发育到排卵之前那么长的时间里，有很多因素都可以导致其发生异常。传统观点认为，女性年龄增大后，卵子出现染色体异常是必然的。但这种观点并不科学，因为大多数染色体异常发生在排卵前的一小段时间内，即"减数分裂后期"。

在减数分裂过程中，经过精确复制的染色体排列在卵细胞中央，然后由微管网络将一组染色体拉向卵细胞的一端。而另一组染色体则被推出卵细胞，形成所谓的"极体"。在一颗正在发育的卵子中，上述步骤会进行2次，即同样的染色体会有4条。如果上述过程能够准确地进行，发育成熟的卵细胞内每种染色体的数目应该只有1条。

如果上述过程的任何一个阶段发生错误，卵细胞内就会多出或者丢失一条染色体。虽然卵细胞的减数第一次分裂在女性出生前就已经开始了，但染色体的大部分复制活动都发生在排卵前几个月。

最关键的一点，也是很多生殖医学专家没有意识到的一点，是大多数卵子的染色体异常往往发生在排卵前几个月内。换句话说，衰老并不会直接导致染色体异常；相反，衰老主要影响排卵前卵子的发育环境。

这意味着，在排卵前改变卵子的发育环境可以提高卵子正常发育的概率。也就是说，你现在采取的措施可以影响的是几个月之后排出的卵子的质量，因为现在卵子中的染色体尚未出现异常。

这就引出了一个基本问题——卵子在染色体数目异常的情况下为什么还能发育成熟？对此，你又能采取哪些措施呢？本书的各章内容对应该问题的不同方面，但它们都有一个共同的主题，即卵子的能量来源。

卵子的能量制造机制

卵子需要大量的能量来保证染色体的正常复制与分离，以及完成其他所有必要工作，来保证其正常发育成熟。在年龄、营养和其他外部因素的影响下，卵子内部的能量生产机构会发生显著变化。这些机构便是几乎所有人体细胞中都存在的线粒体。线粒体就像微型发电站，将各种燃料转化成细胞可以利用的能量，即三磷酸腺苷（Adenosine triphosphate，ATP）。

ATP是维持生命活动的能量，它可以为肌肉提供动力，使各种酶发挥作用，还可以为神经冲动提供能源。人体中的几乎所有生物过程都依赖于ATP。ATP也是卵子使用的主要能量形式。处于发育期的卵子拥有大量的线粒体，可以提供大量的ATP。每个卵细胞中含有超过15000个线粒体，这一数目是身体其他细胞的10倍以上。卵泡细胞中也含有很多线粒体，它们可以为卵泡提供足够的能量。

但是，这些线粒体必须处于良好的状态才能制造出足够的能量。研究表明，随着年龄的增长，在氧化应激（详见第6章）的影响下，线粒体会受到损伤，其能量制造能力于是随之下降。在能量不足的情况下，卵子和胚胎的发育可能会出错或完全停止。正如多伦多著名生殖医学专家罗伯特·卡斯珀博士所言："大龄女性的卵子就像壁橱顶层架子上一个被遗忘的手电筒。当你偶尔发现它并按下开关时，它没有亮。不亮的原因并不是手电筒的电路出了什么问题，而是因为里面的电池没电了。"

越来越多的证据表明，卵子在必要的时刻制造能量的能力对于其发育成熟并保持染色体数目正确、保证胚胎在第1周的发育并成功着床至关重要。

线粒体功能不佳可能是某些女性的卵子染色体容易发生

异常或者胚胎发育潜力低的重要原因。本书后几章的内容会告诉你可以采取哪些措施来给线粒体补充燃料，以增加卵子的能量供应，但首先我们要讨论一下可导致卵子在发育期间出现染色体异常的另一个因素——双酚 A。

第❷章

双酚A的危害

在科学探索中能听到的最激动人心、可能预示着新发现的一句话，不是"我找到了"，而是"真奇怪"。

——艾萨克·阿西莫夫

如果你希望抓住最佳怀孕时机，生一个健康宝宝，首先要做的就是减少接触某些可能损害生育能力的毒素。这个问题长期以来一直被忽视，但如果你正在备孕，那么你非常有必要了解一下它。

双酚A是一种毒素，目前已被证实会对卵子质量和生育能力造成影响。尽管多年来，人们一直关注这种化学物质对健康的潜在危害，但它仍被广泛应用于从塑料食品容器到纸质收据的大量产品中。

本章，我将告诉你减少双酚A暴露的方法，带你了解一些简单的改变是如何对你的健康和生育能力产生强大影响的。

当本书第1版于2014年面世时，通过减少双酚A暴露来保证卵子质量的说法尚属新观念。因此，本书第1版旨在说服人们接受这个有些激进的新观念。但不幸的是，很多读者却因试图杜绝所有双酚A来源而变得紧张兮兮。

现在，人们已经不再争议减少双酚A暴露的必要性，而且大多数准备做体外受精—胚胎移植治疗的女性普遍认为，最好使用玻璃或不锈钢制品来代替可重复使用的塑料制品。在这里，我要重申：我们的目标是减少双酚A暴露，而不是杜绝接触双酚A。最新研究表明，女性只有接触到高于一定水平的双酚A时才会出现问题。对于双酚A暴露，一旦你知道了该怎么做，减少暴露是一件非常简单的事情。

下面，我将对相关科研成果进行一个简要介绍。

双酚A与生育能力的关系

双酚A与生育能力的关系始于一个偶然的发现。1998年8月，美国凯斯西储大学的帕特丽夏·亨特博士和她的研究小组在利用小鼠研究卵子发育的影响因素时，不经意间发现实验小鼠的卵子发生染色体异常的数量急剧增加。一般情况下，只有1%～2%的小鼠卵子无法实现染色体中碱基的正确排列。但在亨特博士的实验中，这一比例竟高达40%，并且存在其他严重的染色体畸变。当这些染色体异常的卵子发育成熟后，就会出现染色体错误。亨特博士说："这令我十分震惊。"

研究人员对此进行了调查，原来是在用清洁剂清洗塑料鼠笼和小鼠饮水瓶时，双酚A从这些容器中渗出，导致小鼠双酚A暴露所致。当实验人员将这些塑料器具替换掉之后，实验小鼠卵子染色体异常的比例逐渐恢复到了正常水平。

亨特博士的团队是在多年之后才公布这一发现的，因为双酚A对人类生育能力的影响会令人们感到恐慌，研究人员希望通过更多的研究来确认这一结论。"双酚A暴露可能导致流产，或增加出生缺陷的发生率"，亨特博士回忆道，"这一点令我十分担忧。"

为了证实双酚A暴露就是导致卵子染色体异常的根源，研究人员让小鼠暴露在一定浓度的双酚A之下，结果同样的情况发生了。经过持续数年的研究，研究小组最终确定，即使是在卵子发育的最后阶段，哪怕是低剂量的双酚A，仍足以对减数分裂形成干扰，导致小鼠卵子染色体异常。研究人员称，他们的发现与人类卵细胞染色体异常之间存在明显相关性，因为小鼠和人类在染色体处理方面非常相似。

在亨特博士取得上述结论之后，其他研究人员陆续探究了双酚A对生育能力的影响，并很快找到了进一步的证据。这些证据表明，双酚A不仅对发育中的卵子具有毒性，而且会导致调节生殖系统的激素失衡。

在过去的15年中，多项研究表明，人们每天都会接触到少量双酚A，这可能会对健康造成伤害。双酚A对机体的影响范围很广，除了导致卵子染色体异常，还可能诱发糖尿病、肥胖、心脏病，甚至可能对胎儿的大脑和生殖系统造成伤害。亨特博士强调："我们针对双酚A开展的所有工作只会增加我的担忧。"

2008年，一项大型研究证实了双酚A暴露会影响人体健康。在该研究中，莱恩·琅博士及其同事分析了美国疾病控制与预防中心的1000多条数据，结果发现，双酚A暴露与糖尿病、心脏病和肝毒性之间存在联系。

后来，又有更多的大型研究证实了上述研究结果。这不禁让人开始担忧起来，因为双酚A的应用领域实在太广了。双酚A可以随饮食进入人体，这是由于食品包装或食品容器中会释放双酚A。此外，人体还可能因接触含双酚A的产品（如纸质收据）而通过皮肤吸收双酚A。无论通过哪一种途径，双酚A最终都会经由血液到达组织细胞。结果就是，95%以上的美国人在其体内可以检测到双酚A。超过20篇研究文献报道了全球各地不同人群的血液中检测到了双酚A。

虽然双酚A可以引起一系列生物效应，但其中最令人不安的可能是其对内分泌系统的影响。不断有研究表明，双酚A会扰乱雌激素、睾酮和甲状腺激素的功能。鉴于其对内分泌系统的干扰，双酚A又被称为"内分泌干扰物"。

双酚A能够干扰内分泌系统并不令人感到惊讶，因为人们早就知道它有类雌激素效应。1936年，制药行业在寻找一种可用于激素替代治疗的药物时，一度认为双酚A可以作为雌激素替代治疗的药物。但不久之后，人们发现了比双酚A效果更好的化学物质，因此双酚 A 才没有被应用于临床。

现在允许使用双酚 A 吗

由于有大量的研究表明，双酚 A 对于人体健康具有危害性，因此，公众强烈呼吁政府相关部门采取有效措施禁止双酚 A 的使用。但目前，美国多数地区并未采取行动，政府出台的禁令通常只针对婴儿奶瓶等物品。虽然这些措施对于防止双酚 A 暴露还远远不够，但这是一个好的开端，因为婴儿最容易受到双酚 A 的影响。

2011 年，美国食品药品监督管理局规定，禁止使用双酚 A 制作婴儿奶瓶和鸭嘴杯。但美国环境工作组认为，这一举措"只是摆摆样子罢了"，因为在这项举措出台之前，生产商们已经在制作婴儿奶瓶时改用了不含双酚 A 的材料，而美国食品药品监督管理局的禁令是应美国化学工业贸易协会的请求而做出的，该协会认为出台这项禁令能够增强消费者对塑料产品的信心。

消费者的需求可能是我们在这场战斗中拥有的最强大力量。例如，如今市售的大多数可重复使用的塑料餐具都声称不含双酚 A，即使是最大的罐头食品生产商也基本停用了这种化学物质。但问题是，生产商只是使用其他双酚类物质（如双酚 S 和双酚 F）替代了双酚 A 而已。研究表明，双酚 A 的同类物质也会对生育能力造成影响，而且其作用与双酚 A 相当。因此，我们最好还是少吃罐头食品，尽量使用玻璃和不锈钢材质的产品替代塑料产品，因为即使贴有"不含双酚 A"标签的产品也不见得绝对安全。

双酚类物质对生育能力的影响

研究表明，双酚 A 不但可以对小鼠的卵子质量造成影响，还会影响人类的生育能力。体内双酚 A 含量高的女性在体外受精—胚胎移植治疗周期中可能会因没有胚胎、无法完成移植而终止治疗，或者治疗的成功率很低。

2008 年发表的一篇研究报告首次揭示了这一点：与体外受精—胚胎移植治疗中成功受孕的女性相比，那些未能受孕的女性体内双酚 A 水平偏高。这一发现，令人感到非常不安。2011—2012 年，又有一些研究指出，不孕症女性应考虑限制双酚 A 暴露。

2011 年，加利福尼亚大学旧金山生殖健康中心的研究人员对 58 名接受体外受精—胚胎移植治疗的女性进行了临床评估，以考察体内双酚 A 水平与体外受精—胚胎移植治疗效果之间的关系。结果发现，从双酚 A 水平较高的女性身上获得的卵子受精率低。这一发现充分表明，双酚 A 暴露会降低卵子质量。由此可知，双酚 A 的影响对象绝不仅仅是接受体外受精—胚胎移植治疗的患者，而是所有正在备孕的女性。

2011 年发表的另一篇研究报告指出，双酚 A 会影响卵巢对促排卵药物的反应；而且，双酚 A 水平较高的女性获卵数少，雌激素水平偏低。

2012年，哈佛大学公共卫生学院的研究人员发现，高水平的双酚A可能降低体外受精—胚胎移植治疗的成功率。在位于波士顿的麻省总医院生殖中心，研究人员对174名接受体外受精—胚胎移植治疗的女性开展了一项综合调查，结果发现，双酚A水平高的女性获卵数少，雌激素水平低，卵子受精率也低。双酚A水平高于平均值的女性，只有很少的胚胎可以培养到第5天用于移植。该研究还表明，双酚A影响到的不只是卵子的数量和胚胎的形成，还会影响到胚胎能否成功着床并发育。

我们在第1章中已经详细讨论过"着床失败"的概念，在此简单回顾一下。无论是自然受孕还是体外受精—胚胎移植，只有少数胚胎能够在子宫着床并发育。着床失败是体外受精—胚胎移植治疗失败的主要原因之一。

哈佛大学的研究人员发现，在体外受精—胚胎移植治疗中，着床失败的概率随着尿液中双酚A含量的增加而升高。尿液中双酚A含量最高的女性着床失败的概率是双酚A含量最低的女性的2倍。研究同时发现，双酚A暴露似乎只有在达到特别高的水平时才会对体外受精—胚胎移植治疗的成功率产生显著影响。这表明，你不需要为避免双酚A暴露而焦虑不安，只需要在日常生活中注意减少双酚A暴露，就可以保证体外受精—胚胎移植治疗的成功率。

关于双酚A暴露对体外受精—胚胎移植治疗的影响，另一项更新的研究得出了与前述研究不同的结论，该研究发现，双酚A对体外受精—胚胎移植治疗的结果几乎没有影响。这一研究结果使哈佛大学公共卫生学院和美国疾病控制与预防中心的研究人员开始怀疑是否存在某些因素，它们能够阻止双酚A对卵子质量造成影响。2016年，她们发现了一个有趣的现象：每天从食物中摄取超过400μg天然叶酸似乎可以抵消双酚A的影响。这与之前的动物实验研究的结果是一致的，即叶酸可以降低双酚A的潜在风险。

有趣的是，通过营养素补充剂来获取叶酸并不能起到同样的作用。原因可能是大多数营养素补充剂只含有人工合成叶酸，而水果和蔬菜中的叶酸通常是具有生物活性的甲基叶酸或以容易转化为甲基叶酸的形式存在的。

或许只有天然叶酸才能阻止双酚A对机体的不良影响，抑或这些富含天然叶酸的食物中存在其他能够实际起到保护作用的物质。但无论如何，多吃富含叶酸的食物，尤其是浆果、橙子、菠菜、西蓝花、花椰菜、羽衣甘蓝、芦笋、鳄梨和扁豆，对于机体都是十分有益的。

双酚A与流产

即便食用富含天然叶酸的饮食，仍然要减少双酚A暴露，因为受孕概率并不是我们在进行体外受精—胚胎移植治疗时需要考虑的唯一因素。高水平的双酚A还可能增加流产风险，目前我们尚不清楚在这种情况下叶酸能否起到保护作用。

2015年发表的一篇研究报告对双酚A与流产的关系进行了初步探讨。在这项研究中，研究人员对45名有习惯性流产史的女性进行了双酚A水平检测，并将检测结果与健康对照组进行了比较。结果发现，有习惯性流产史的女性，其平均双酚A水平是健康对照组的3倍。中国的研究人员也发现了类似的趋势。

另外一项研究也发现，高水平的双酚A与流产风险增加有关。斯坦福大学和加利福尼亚大学的研究人员对114名近期怀孕的女性进行了双酚A水平检测，这些女性有的存在受孕困难，有的有流产史。研究人员根据这些女性体内双酚A的含量将她们分成4组，并将她们血液中的双酚A含量与流产风险联系起来。结果发现，双酚A含量最高组的流产风险是双酚A含量最低组的2倍。

流产风险升高部分源于卵子染色体异常率增加，这与我们从最新动物实验中得出的结论相符。至于其中的机制，可能是双酚A干扰了卵子发育过程中染色体的复制与分离。但是，即便胎儿的染色体是正常的，双酚A水平高的女性仍有可能发生流产。2016年发表的一篇研究报告指出，这可能是由于双酚A影响了黄体酮与受体的结合，使妊娠早期子宫内膜容受性下降所致。

需要再次强调的是，只有高水平的双酚A才会增加流产风险。为了提高妊娠率、预防流产，我们的目标应当是减少双酚A暴露，降低体内的双酚A水平，而不是完全避免双酚A暴露。

如何避免双酚A暴露

在减少双酚A暴露方面，我们还是有很多事情可以做的。只需要一些简单的步骤，你就可以让体内的双酚A水平迅速降低。双酚A暴露会影响到三四个月之后的卵子质量，所以最好在准备怀孕前三四个月开始行动，但其实你可以在任何时候开始。

那么，应该从何处着手呢？建议先从最简单的开始——将厨房中的塑料制品换成玻璃制品或不锈钢制品。使用比较频繁的，或者要与热的食物接触的塑料制品，应该优先被替换。如：

· 经常使用的塑料食品容器

· 微波炉专用碗

· 塑料水瓶或塑料水杯

· 塑料茶壶

· 食物残渣过滤器

· 用于搅拌热汤的塑料搅拌器

尽管许多新型塑料厨房用具都标称"不含双酚A"，但上述物品最好还是选用不锈钢材质的。如前文所述，很多塑料制品只是用其他双酚类材料替代了双酚A，但这些双酚类物质的影响同样令人担忧，因为有研究发现，和双酚A一样，双酚S也能导致卵子染色体异常。

除了双酚A，还有几种经常用于制造塑料用品的原料，如聚碳酸酯和高密度聚乙烯。聚碳酸酯一般用于制造质地坚硬、可重复使用的塑料制品，产品上通常标记有"PC"字样，或者是带有数字"7"的环形标识。用聚丙烯材料制造的产品，通常标记有"PP"字样，或者是带有数字"5"的环形标识。用高密度聚乙烯材料制造的产品，通常标记有"HDPE"字样，或者是带有数字"2"的环形标识。虽然这些塑料制品相对安全，但在某些情况下，它们仍然能释放可干扰激素作用的化学物质。

导致有害化学物质从塑料制品中释放的主要因素有加热、遇酸、紫外线照射和与液体接触。因此，不建议你选择可重复使用的塑料旅行杯喝咖啡，也不要用塑料搅拌器来搅拌热汤。如果你的咖啡机中接触到咖啡和水的部件含有塑料也可能造成问题，最好换成玻璃或不锈钢的法式滤压壶。对于存储干货（如大米和面粉）的塑料容器，大家不必过于担心，因为这些容器中的有害化学物质很少会释放出来。

对于水过滤器和瓶装水，答案就不是那么明确了。可以重复使用的塑料水瓶一般是使用不含双酚 A 的塑料制造的，但如果水瓶中的水在未知条件下放置了几个月或者几年，仍然有可能受到其他化学物质的污染，如邻苯二甲酸酯（详见下一章）。出于这一原因，除非你别无选择，否则应避免使用塑料瓶装水。最好用不锈钢水瓶或玻璃瓶装水。

现实生活中，很难找到既经济实用又不含塑料部件的净水器，所以我们只能做出妥协。虽然大多数净水器都含有一些塑料部件，但它们一般不与加热部分接触，而且水与塑料部件的接触时间通常都非常短暂。但如果你使用的是塑料过滤罐，那么，水就会与塑料有比较长的接触时间。所以，应谨慎对待这种塑料过滤罐。如果塑料被刮破了，或者在洗碗机里清洗过，一定要记得及时更换。

既然厨房内的塑料制品需要清除，很多人会自然而然地想到食物的塑料包装是否也有问题。其实不是这样的。食品的塑料包装并不是大问题，真正的问题来自深加工食品（比如罐头食品）或餐馆中的食品，因为它们往往含有大量的双酚A或类似的化学物质。这些食品之所以含有较高水平的双酚A，是因为食品加工厂和餐馆通常会使用塑料容器来盛装食物，或者使用含塑料配件的设备来加工食品，而且经常使用滚烫的热水清洗塑料厨具。因此，应避免食用经过深加工的食品，多吃自己家中烹制的食物。这样，即便你使用塑料容器来盛放食品，你的双酚A暴露水平仍然不高。

以前，罐头食品是食物中最主要的双酚A来源。如今，大多数食品生产商已经改用不含双酚A的材料作为罐头盒内壁涂料了，还有一些使用了相对健康的替代品。但是，还是有个别食品生产商采用的材料是不健康的，甚至可能比双酚A的危害更大。不幸的是，我们通常没有办法了解到生产商在制造罐头时到底用了哪些材料。罐装西红柿是美国人经常吃的食物，但考虑到健康问题，还是尽量不吃为好，因为酸会加速食品罐内壁材料中有害化学物质的释放。虽然罐装豆类在这方面稍好一些，但如果条件允许，最好还是用干豆或者冷冻豆类来代替。

另一个可能的双酚A来源是超市的小票。超市小票使用的是热敏纸，这种纸上有双酚A涂层，或者类似的化学物质涂层。这些物质可以经皮肤吸收进入人体，从而对人体造成伤害。因此，超市收银员体内的双酚A水平往往非常高。当然，作为购物者，平时偶尔接触一下超市小票，这无须太过担心，只要记得摸完小票后洗手就可以了。

虽然减少双酚A暴露看上去有些困难，但考虑到它对生殖健康的影响，这样做还是非常值得的。但是，我们也不需要草木皆兵，没必要执着于将双酚A从生活中完全清除，只要杜绝那些最重要的双酚A来源，降低整体双酚A暴露水平就可以了。

读者故事分享

经过两年多的努力，我最终被告知可能永远都无法用自己的卵子怀孕生孩子了，因为我存在子宫内膜异位症、亚甲基四氢叶酸还原酶基因突变、抗缪勒管激素水平低、窦状卵泡计数少、促卵泡激素水平高等问题，还有多次流产史。可我才32岁啊！我心情沮丧，伤心至极，几乎到了绝望的地步。

在读完本书（指本书第一版，编者注）后，我开始改变生活方式，将重心放在饮食调整、运动锻炼和减少毒素暴露上。我将厨房中的塑料制品都尽可能地替换掉了，而且扔掉了带有香味的清洁剂和护肤品。我不再吃罐头食品了，也不再涂指甲油了。此外，我开始尝试更多的有机食品。通过这些努力，加上我的助孕饮食计划以及其他策略，短短3个月后，我的促卵泡激素水平降到了正常范围。更令人惊喜的是，我自然受孕了！

——安娜·拉普

注：更多详情请参阅安娜的博客"为人母之路"(To Make a Mommy)。

妊娠期双酚A暴露

避免双酚A暴露不仅对你自身的健康益处良多，还能惠及宝宝的健康。研究人员认为，胎儿的健康很容易受到双酚A影响。现已证实，母亲体内的双酚A可穿过胎盘屏障进入胎儿体内，研究人员在羊水和胎儿体内均发现了双酚A的踪迹。

大量研究表明，妊娠期双酚A暴露与各种胎儿健康问题关系密切，尤其需要注意的是，双酚A会对胎儿的大脑和生殖系统发育造成影响。另有研究发现，产前双酚A暴露与幼儿行为异常有关。

行动方案（适用于初级、中级和高级方案，不同方案的区别见前言）

· 任何时候开始避免双酚A暴露都可以从中获益。
· 可以采取下列措施减少双酚A暴露：
　☆更换一切接触热的食品和饮料的塑料器具；

☆使用不锈钢用具喝水；

☆尽量少吃罐头食品和其他深加工食品；

☆多自己做饭，而且要尽量使用天然食材；

☆如需使用塑料制品，最好选用以聚丙烯或高密度聚乙烯为原料的塑料制品，而且要用手清洗；

☆接触过超市小票后记得洗手。

· 孕期应继续采取上述措施，限制双酚A暴露水平。

第 ❸ 章

邻苯二甲酸酯和其他有害物质

归根结底，一切大变化都是由一件件日常小事积累起来的。

——艾莉·文森特

除了双酚A，邻苯二甲酸酯也可能损害卵子质量，并对生育能力造成影响。

邻苯二甲酸酯广泛用于塑料、乙烯树脂、清洁产品、指甲油和香水等产品中。和双酚A一样，邻苯二甲酸酯可以破坏对生育能力至关重要的某些激素的活性。避免邻苯二甲酸酯暴露，可以为你的卵子发育和妊娠提供一个健康的体内环境。

邻苯二甲酸酯的应用现状

目前，欧盟国家已将邻苯二甲酸酯认定为一种生殖毒素，美国则将其视为一种内分泌干扰物。

由于其已知的毒性作用，欧洲国家自1999年起就禁止在儿童玩具中使用某些种类的邻苯二甲酸酯。美国、加拿大、澳大利亚等国也相继实施了类似的禁令。1999年，欧盟委员会表示，这项禁令可以保护最年轻、最脆弱的群体。

既然邻苯二甲酸酯的危害已基本明确，那么，为什么到现在还没有采取更广泛的行动来禁止使用此类物质呢？莎娜·斯万博士是该研究领域的顶尖科学家，她认为："禁止在儿童玩具中使用邻苯二甲酸酯类物质，我认为这非常重要。……但如果要求孕妇使用的产品中也不含此类物质，那经济方面的负担就太重了，虽然孕妇才是受邻苯二甲酸酯影响最为严重的群体。"

目前，在美国，具有生物活性的邻苯二甲酸酯在孕妇体内的检出率高达95%。想想邻苯二甲酸酯的应用领域，从织物柔顺剂到食品加工设备再到香水，不一而足，因此这样的结果实在不足为奇。来自不同国家的研究发现，美国、欧洲和亚洲绝大多数受试者血液中都能检测到这类化学物质。

几乎所有女性在怀孕期间都会接触到邻苯二甲酸酯，这令人非常担忧，因为有证据表明，高水平的邻苯二甲酸酯会对胎儿的健康产生不良影响。因此，为了保护胎儿健康，你应着手清除家庭环境中的邻苯二甲酸酯，而且越早越好。

邻苯二甲酸酯与生育能力

目前，邻苯二甲酸酯对生育能力的影响尚无确切结论。但就已有的证据来看，大剂量的邻苯二甲酸酯暴露确实是危险的。

大剂量的邻苯二甲酸酯会干扰实验动物的繁殖能力。早期的一项研究发现，大剂量的邻苯二甲酸酯会令大鼠停止排卵。这项研究中使用的邻苯二甲酸二（2-乙基己基）酯是在加工食品中最为常见的一种邻苯二甲酸酯。这也是该发现令人感到相当不安的原因。基于在动物身上取得的初步发现，研究人员逐渐了解到，其他邻苯二甲酸酯类物质对人类生殖健康也会造成影响。

关于邻苯二甲酸酯类物质对人类健康的影响，早期的研究大多集中在男性生育问题上。研究发现，邻苯二甲酸酯暴露会显著降低精子质量。邻苯二甲酸酯类物质可能以多种方式损害精子，包括改变性激素水平和引起氧化应激。如果以上两种机制属实，那么女性的生育能力也会受其影响。最新研究显示，邻苯二甲酸酯类物质的确会以相同的方式对发育中的卵子造成损害。

邻苯二甲酸酯暴露对卵子的影响

在过去的10年间，研究人员已经通过动物实验证明，邻苯二甲酸酯可对卵子发育造成损害。之所以会造成这样的结果，部分原因是邻苯二甲酸酯能减少雌激素的分泌，而雌激素是卵子发育的主要驱动力之一。

除此之外，邻苯二甲酸酯还会影响胚胎发育。胚胎发育是怀孕的一个阶段。除非在体外受精—胚胎移植治疗中，你的胚胎没能培养到囊胚期，否则你可能不会关注到这个阶段。不幸的是，在体外受精—胚胎移植治疗周期中，经常出现胚胎无法存活到囊胚期的情况。即便是自然受孕，胚胎发育也是至关重要的一步。

邻苯二甲酸酯降低卵子质量和影响胚胎发育的机制之一是氧化应激。当细胞中产生的活性氧分子（一般称为"自由基"或"氧化剂"）超过细胞的处理能力时，氧化应激反应就发生了。细胞内的抗氧化剂通常可以抑制这些活性分子，但如果抗氧化剂不足，这些活性分子便会对细胞造成损害。我们将这个过程称为"氧化应激损伤"。

氧化应激可导致卵细胞凋亡，衰老引起的生育能力下降、子宫内膜异位症和不明原因不孕可能都与氧化应激有关。研究表明，邻苯二甲酸酯暴露可能是卵子发育过程中发生氧化应激的一个因素。

一项研究对约10000名美国人进行了为期8年的跟踪调查，结果发现，邻苯二甲酸酯水平越高，炎症和氧化应激反应水平也越高。随后的动物实验，在分子水平上证实了邻苯二甲酸酯确实会在包括卵子在内的多种细胞中引起氧化应激反应。至于其机制，是由于邻苯二甲酸酯会抑制机体内的天然抗氧化酶，而后者可保护细胞免受氧化应激损伤。

早期研究发现，邻苯二甲酸酯中的邻苯二甲酸二辛酯会降低肝脏和生精细胞中关键抗氧化酶的活性，进而引起氧化应激反应。2011年的一项研究结果显示，这一情况同样发生在卵子的发育过程中。

邻苯二甲酸酯可影响体外受精—胚胎移植治疗的结局，这一点在2016年得到了研究的证实。哈佛大学的研究人员对250名接受体外受精—胚胎移植治疗的女性进行了研究，结果发现，邻苯二甲酸二辛酯水平较高的女性获卵数较少，受孕概率也较低（与邻苯二甲酸二辛酯水平最低组的女性相比，水平较高组的女性受孕概率低20%）。

此外，邻苯二甲酸酯暴露还会增加女性罹患子宫内膜异位症的风险。尽管我们目前尚不了解子宫内膜异位症的确切发病机制，但研究人员认为邻苯二甲酸酯暴露可能是众多发病因素之一。绝大多数研究表明，子宫内膜异位症患者体内邻苯二甲酸酯的水平明显偏高。美国国立卫生研究院、犹他大学和其他几所研究机构的研究人员对400多名子宫内膜异位症女性的邻苯二甲酸酯水平进行了检测和分析，结果发现，子宫内膜异位症女性体内6种邻苯二甲酸酯类化合物水平明显高于普通女性；而且，高水平的邻苯二甲酸酯可以使子宫内膜异位症的发病率增加1倍。

邻苯二甲酸酯与流产

除了可引起不孕，如果女性在受孕前体内邻苯二甲酸酯水平高，还容易出现流产。丹麦的研究人员对一组正在备孕的女性进行了为期6个月的跟踪调查，调查期间，被调查对象要接受一系列邻苯二甲酸酯检测，还要在每个月的特定时间进行绒毛膜促性腺激素水平测定。结果发现，在受孕前邻苯二甲酸酯水平越高的女性，流产的发生率也越高，尤其是在妊娠早期。

2016年，哈佛大学医学院和马萨诸塞州总医院的研究人员对邻苯二甲酸酯与流产的相关性进行了进一步的研究。研究人员对通过体外受精—胚胎移植治疗而受孕的250名女性进行体内邻苯二甲酸酯水平检测。结果发现，高邻苯二甲酸酯水平与流产风险升高显著相关，而且流产大多发生在妊娠6周以前。

流产和毒素暴露的关系可能令人感到沮丧，但实际上这是个好消息，因为这些流产危险因素是我们可以避免的，而且只需要注意避免高水平的毒素暴露就可以了。

减少邻苯二甲酸酯暴露

邻苯二甲酸酯广泛存在于我们的生活中，化妆品、洗涤剂和食品中都可能含有邻苯二甲酸酯类物质。这似乎让我们觉得有些无从下手，但最新研究成果提供了不少有用的信息，可以指导我们确定哪些东西中含有邻苯二甲酸酯类物质，以及如何最大限度地降低暴露水平。

最早发现的与流产相关的邻苯二甲酸酯类物质是邻苯二

甲酸二辛酯。在人体内，邻苯二甲酸二辛酯可以分解为多种化合物，如邻苯二甲酸单乙基己基酯等。

虽然聚氯乙烯应用广泛，但最新研究表明，邻苯二甲酸二辛酯不是主要来自聚氯乙烯，而是来自食物，特别是快餐食品和深加工食品。

在一项涉及近9000人的大型研究中，研究人员检测了受试者的邻苯二甲酸酯水平，并将其与受试者24小时内的饮食情况进行了相关性分析，结果发现，即便在24小时内只吃一顿快餐也能使邻苯二甲酸酯水平显著升高。

由此可见，少吃快餐对于减少邻苯二甲酸酯暴露是多么重要。另有研究表明，在制作和储存食物时避免使用塑料器具，以及使用新鲜食材，可以在短时间内显著降低机体的邻苯二甲酸酯水平。这一研究的对象是居住在旧金山的5个家庭。受试者使用有机、未经加工的食材，在食物制作和存储期间不使用任何塑料器具，而且受试者只使用法式压滤壶制作咖啡，而不使用含有塑料部件的咖啡机。结果，仅仅几天之后，受试者体内多种邻苯二甲酸酯类物质的水平就下降了50%以上。另外，受试者还减少了塑料包装食材的使用。关于这一点，后续的研究表明，大多数未经加工的食材的塑料外包装并不会对食物的邻苯二甲酸酯含量有太大影响。例如，加拿大的研究人员检测了100多种采用保鲜膜包装的肉（牛肉、猪肉和鸡肉）、鱼和奶酪样品的邻苯二甲酸酯含量，结果显示，这些食品中绝大多数都没有邻苯二甲酸酯类物质，唯一可以检测到邻苯二甲酸酯类物质的食物是奶酪（研究人员推测，这可能是在加工过程中混入的），而且含量非常低。

其他研究的结果也表明，塑料外包装对食品中的邻苯二甲酸酯含量影响极小。一项针对加工食品和未加工食品的研究表明，加工（而非塑料包装）是导致食品污染的最大因素。这一结论是有道理的，因为食品加工过程通常会接触到塑料产品，其中很多塑料产品更是会用滚烫的热水进行消毒。

但是，这并不意味着食品的塑料外包装完全无害。虽然邻苯二甲酸酯主要来源于快餐和深加工食品，但如果你能尽量避免使用塑料产品，还是会获得更多的益处。

例如，研究人员发现，使用玻璃容器盛放的牛奶，其邻苯二甲酸酯含量远远低于使用塑料容器盛放的牛奶。一般情况下，加热、接触酸或其他液体是导致邻苯二甲酸酯从容器中释放的主要因素。因此，建议用玻璃瓶或其他非塑料材质的瓶子盛放牛奶、油、饮料和调味品；而且，尽量不要购买塑料瓶装水，因为相对于玻璃瓶装水，塑料瓶装水中的邻苯二甲酸酯含量要高很多。当然，还要避免使用塑料容器盛放热的食物。

但在大多数情况下，你都不必过于担心使用塑料容器盛放或塑料袋包装的食物。相比之下，你更应该关注的是这些食品是否天然。你的饮食中含有的天然成分越多、在家吃饭的次数越多，体内的邻苯二甲酸酯水平就越低。

其他防止邻苯二甲酸酯暴露的策略

为了进一步避免邻苯二甲酸酯暴露，减少接触其他类型的邻苯二甲酸酯，我们需要将目光转向卫生间。卫生间中含邻苯二甲酸酯的产品包括发胶、香水、指甲油、空气清新剂和织物柔顺剂等。上述产品中的邻苯二甲酸酯很容易经呼吸道和皮肤吸收入人体。虽然剂量未必足以引发流产，但可能会以其他方式影响生育能力。

由于邻苯二甲酸酯存在于几乎所有有香味的物品中，因此，将家打造成无香环境是很有好处的。当然，如果条件不允许，我们可以先关注那些危害比较大的产品，如指甲油、香水和发胶。

指甲油中的邻苯二甲酸酯含量比其他任何化妆品都高。因此，如果你正在备孕，最好停用指甲油。指甲油还可能含有甲醛和甲苯等有害化合物，这两种物质都与生育能力下降和流产风险升高有关。来自世界各地的很多研究都得出了一致的结论：在工作场所（如美甲店、医院和实验室）每天接触甲醛的女性，其流产率是普通女性的2倍以上。

很多指甲油厂商都宣称其产品不含邻苯二甲酸酯和甲醛，但这种说法是经不起推敲的。检测发现，许多品牌的指甲油都含有高浓度的邻苯二甲酸酯。与常规产品相比，购买标有"不含邻苯二甲酸酯"的指甲油相对安全一些，最好选用美国环境工作组"Skin Deep"化妆品数据库中被列为低毒性的品牌。

香水是仅次于指甲油的另一种危害很大的化妆品。研究发现，使用香水的女性，其体内某些邻苯二甲酸酯类物质的浓度偏高。除了邻苯二甲酸酯类物质，香水中还含有其他数十种化学物质，这些化学物质可能会引发过敏，破坏内分泌平衡，而且其中许多物质从未经过安全检测。如果你无法做到完全不用香水，可以考虑使用纯天然香水或含有天然精油且标明"不含邻苯二甲酸酯"的身体乳。

其他一些有香味的日用品含有一定量的邻苯二甲酸酯，如护肤品、护发产品、空气清洁剂、清洁喷剂、洗涤剂、织物柔顺剂等。生产商之所以敢这么做，是因为目前的法律法规不要求生产商标明每一种成分的化学名称。但如果你在产品成分表中看到"香料"这个词，就表明该产品可能含有邻苯二甲酸酯。

在经济条件允许的情况下，建议你选用没有香味的产品。但这并不意味着你必须扔掉家里的香水，而是应在力所能及的情况下做自己能做的事情。在护肤品中，危害最大的是身体乳，因为涂敷面积大，所以其中的化学物质会更多地被人体吸收。织物柔顺剂的邻苯二甲酸酯含量通常较高，因此应尽量避免使用。作为替代品，天然羊毛烘干球是个不错的选择。

其他需要考虑替换的物品包括聚氯乙烯浴帘和瑜伽垫。可以选用尼龙、棉或涤纶材质的浴帘，以及标有"不含聚氯乙烯"或"不含邻苯二甲酸酯"的瑜伽垫。

归根结底，哪些改变比较容易实现以及改变的程度如何取决于你自己。使用含天然成分的产品不仅有助于减少邻苯二甲酸酯暴露，还能降低其他潜在有毒化学物质的暴露，如对羟基苯甲酸酯。

哈佛大学的研究人员在一篇最新研究报告中指出，个人护理产品中常用的防腐剂，即对羟基苯甲酸酯，与卵巢储备功能不良有关。如果化妆品公司愿意将邻苯二甲酸酯从其产品中去除，对羟基苯甲酸酯类物质很可能被一并去除。

怀孕后，避免邻苯二甲酸酯暴露会为你带来很大的益处，可以降低早产和男婴生殖器畸形的发生风险。另外，由于避免邻苯二甲酸酯暴露还能降低宝宝大脑发育出现问题的风险，因此，孕妇降低自己体内的邻苯二甲酸酯水平可帮助孩子更好地开发语言功能。

全面预防暴露

如果你希望创建一个无毒的家庭环境，还有很多事情要做。这个世界充斥着各种化学物质，但总体来讲，我们对它们是否会影响生育能力以及具体的影响机制还知之甚少。

如果你希望采取进一步的措施来减少接触其他已知的内分泌干扰物，建议你从美国环境工作组列出的"12种危害最大的内分泌干扰物"开始。除了双酚A和邻苯二甲酸酯，这份清单还包含了其他10种常见毒素。下面我们给出了避免这些毒素暴露的一些办法，供参考。

二噁英：选用低脂肉类和乳制品，用橄榄油替代黄油。

莠去津（一种农药）：尽量选购有机水果、蔬菜，购置可去除莠去津的水过滤器（详见美国环境工作组的水过滤器购买指南）。

高氯酸盐：虽然很难避免高氯酸盐暴露，但你可以通过从饮食中摄入足够的碘来降低高氯酸盐对甲状腺激素的干扰。

阻燃剂：这类化学物质与流产风险升高有关。阻燃剂可以从家具、地毯和电子产品中释放到灰尘中。减少阻燃剂暴露的最好方法是经常使用吸尘器吸尘。

铅：购买可以清除铅的水过滤器；进门要脱掉鞋子。

砷：购买可以清除砷的水过滤器。

汞：选购汞含量较低的鱼类。不要使用复合型荧光灯管，因为如果这种灯管掉到地上摔碎了，会向空气中释放汞蒸气。

全氟化合物：用不锈钢和铸铁炊具替代不粘锅。与传统特氟龙材质炊具相比，带"全氟辛酸铵"和"聚四氟乙烯"标识的新型不粘锅是更好的选择。

有机磷农药：请尽量选购有机水果、蔬菜，或者选择一些农药残留较少的带皮食物，如菠萝、杧果、猕猴桃、玉米、豌豆、洋葱、卷心菜和鳄梨。

乙二醇醚：避免使用含2-丁基乙醇和甲氧基二甘醇的清洁产品。

除了上述物质外，我们还需要避免接触季铵盐，因为它似乎也能降低女性的生育能力，增加婴儿出生缺陷的发生风险，至少动物实验的结论是这样的。许多常见的消毒喷剂和湿巾以及无酒精洗手液（商品标签上通常标有"含苯扎氯铵"）都含季铵盐。而酒精和醋是比较安全的替代品。

虽然季铵盐造成的危害目前尚不明确，但相关研究表明，我们有必要使用天然无毒家居产品。

斯万博士解释称："目前已有很多研究表明，环境中的化学物质可以降低精子数量，影响受孕概率，增加早期流产风险，影响妊娠结局。"

幸运的是，目前生产商正在积极响应消费者对于天然、无毒产品日益增长的需求，越来越多的更加安全的产品被陆续推向市场。我们可以借助两个工具来选择安全产品，一是美国环境工作组的"Skin Deep"数据库，二是"ThinkDirty"手机应用程序。这两个工具对数十万种产品的成分进行了评级，是我们选购安全产品的好帮手。

行动方案（初级、中级和高级方案）

·减少食物邻苯二甲酸酯暴露，多在家做饭，尽量少用深加工食材。

·尽量避免使用传统香水、发胶、指甲油和织物柔顺剂。

·在经济条件允许的情况下，选用没有香味或不含邻苯二甲酸酯的产品来代替传统护发和护肤产品。

·在购买清洁剂和洗涤剂时，选择没有香味或不含邻苯二甲酸酯的产品。

第 **4** 章

影响生育能力的其他因素

如欲有所发现，就要见人之所见、想人之未想。

——阿尔伯特·森特·吉奥尔基

如果你存在不孕或习惯性流产的情况，应该去医院检查，看是否有维生素D缺乏、甲状腺功能减退以及乳糜泻等问题。这些问题与不孕和习惯性流产密切相关，但往往被忽视。

因素1：维生素D缺乏

过去10年，维生素D是研究的热点之一。研究表明，维生素D缺乏与多种疾病相关，如糖尿病、癌症、肥胖、多发性硬化症和关节炎。虽然有关维生素D对生育能力影响的研究才刚刚起步，研究结论也存在差异，但已有几项研究表明，维生素D缺乏可能对生育能力产生不良影响。

2012年，哥伦比亚大学与南加利福尼亚大学的研究人员对200名接受体外受精—胚胎移植治疗的女性体内的维生素D水平进行了测定。结果发现，在白种人中，体内维生素D含量充足的女性，其妊娠率是维生素D缺乏者的4倍。

此前的一项研究曾发现，维生素D水平最高的女性妊娠率为47%，而维生素D水平低的女性妊娠率只有20%。另一项研究表明，维生素D水平较高的女性卵子的受精率和受精卵的着床率也较高。

维生素D影响生育能力的机制目前尚不明确，但研究人员推测，维生素D的其中一个作用应该是可以提高子宫内膜的容受性。卵巢和子宫的细胞上存在着维生素D特异性受体。维生素D还对激素分泌有影响。维生素D缺乏可能通过干扰雌激素效应，降低可促进卵泡细胞生长的抗缪勒管激素水平，从而导致不孕。此外，维生素D水平低还可能引起子宫内膜异位症和多囊卵巢综合征。

维生素D缺乏与流产

维生素D在预防流产方面具有重要作用，这一点已在2018年发表的几篇临床研究报告中得到证实。这些研究报告称，在怀孕前摄入足量维生素D的女性流产率非常低。美国国立卫生研究院开展的一项研究发现，与维生素D缺乏的女性相比，维生素D水平正常的女性受孕概率要高10%，分娩率要高15%（该研究中，维生素D水平"正常"的临界值为30ng/mL，推荐值更高）；孕前维生素D水平每升高10ng/mL，妊娠丢失风险可降低12%。

其他研究还表明，维生素D水平与导致流产的常见因素（免疫因素）之间存在明显关联，维生素D水平较高的女性很少发生免疫系统异常。这表明，如果你有免疫因素引起的流产史，补充维生素D可能非常有效。

维生素D的最佳水平

维生素D缺乏是一种普遍现象，尤其是在寒冷的气候条件下。据估计，即便是将临界值设定在最保守的水平，仍然有高达36%的美国人缺乏维生素D。实际上，人们在维生素D缺乏的定义上存在很大争议。传统观点认为，20ng/mL应该是维生素D的正常低限，但该水平是为维持骨骼健康而制定的。

正如前文所述，关于流产问题的最新研究表明，应将30ng/mL作为维生素D的正常低限。但是，高达80%的女性体内维生素D水平是低于该值的。高水平的维生素D有利于平衡免疫系统，使胎盘处于最佳发育状态。综合现有研究结论，我们认为，维生素D水平应维持在40ng/mL以上。

提高生育能力和预防流产的维生素D临界值如下：

缺乏	< 20ng/mL
低下	20 ～ 30ng/mL
正常	≥ 30ng/mL
最佳	≥ 40ng/mL

如何补充维生素D

除非你生活在热带，每天都能沐浴在充足的阳光下，否则你的维生素D水平就可能偏低。维生素D的具体用量取决于你的缺乏程度和所要达到的目标值，因此，你最好先做个检测，然后根据医嘱选择维生素D的用量。如果医生认为没有必要进行检测，你可以假设自己存在轻度的维生素D缺乏，然后开始补充。

美国内分泌学会建议，所有缺乏维生素D的成年人应在短期（通常为2周）内每天服用6000 ～ 10000 IU的维生素D，然后采用维持剂量进行补充。标准的维持剂量一般为每天2000 IU。需要注意的是，采用该剂量进行补充，只能将维生素D维持在"正常"水平，而不能达到受孕和生育的最佳水平。

研究表明，如果需要将维生素D水平维持在40ng/mL以上，多数女性需要每天补充4000 IU维生素D。如果你的基础维生素D水平就比较高，已经在30 ～ 40ng/mL，那么可能只需要每天补充2000 IU即可。反之，你可能需要摄入更大剂量的维生素D，比如每天5000 IU。

如果患有炎症或自身免疫性疾病，如甲状腺病、子宫内膜异位症或习惯性流产，服用大剂量的维生素D可能会有帮助。艾米·迈尔斯博士建议甲状腺病或其他自身免疫性疾病患者将维生素D水平维持在60~90ng/mL。要想达到这个水平，你需要连续2周每天补充10000 IU维生素D，之后每天5000 IU作为维持剂量。

摄入过量维生素D引起的主要问题是血钙水平升高，因为维生素D可以促进身体从食物中吸收钙。但梅奥医学中心的专家指出，按照现有的研究结果来看，只有在连续几个月每天摄入60000 IU维生素D的情况下才会导致该问题出现。在一项针对多发性硬化症患者的研究中，受试者连续12周每天摄入20000 IU维生素D也没有导致血钙水平升高。

基于这项研究和其他证据，每天摄入5000 IU维生素D是不太可能引起血钙水平升高的。即便如此，如果长期服用维生素D，还是最好减少每天的钙摄入量，并经常检测血钙水平。

此外，如果长期大剂量服用维生素D，建议你同时补充维生素K_2，以便将更多的钙用于强化骨骼而不是在血管壁中沉积。维生素K_2最好低剂量补充（如每天45μg），因为大剂量补充维生素K_2会降低睾酮水平。虽然这对多囊卵巢综合征患者有益，但对卵巢储备功能不良者毫无益处。

为了更好地发挥维生素D的作用，建议选择脂溶性的维生素D_3滴剂或软胶囊，而非片剂，而且最好在食用脂肪类食物时服用，因为维生素D是脂溶性的，这样可以明显提高维生素D的吸收率。

因素2：甲状腺功能减退

如果你一直在与不孕或流产做斗争，那你应该让医生检查一下甲状腺激素和甲状腺抗体水平，因为即使是非常轻微的甲状腺病也会显著增加流产的发生风险。此外，甲状腺功能减退在卵巢早衰、不明原因不孕和排卵障碍的女性中十分常见。

20多年前，人们偶然发现流产和甲状腺功能紊乱存在关联。发现这种关联的研究项目最初是为了了解为什么一些女性在分娩后会存在甲状腺功能紊乱。为了调查其中的原因，研究人员对纽约的500多名孕早期女性进行了甲状腺激素和甲状腺抗体检测。随着研究的进行，研究人员注意到，甲状腺抗体阳性的女性流产率比较高。这一发现十分出人意料，以至于研究人员无法确定这一结果是揭示了真正的关联性，还是仅仅是统计学意义上的。

此后的数十项研究表明，自身免疫性甲状腺病可以大大增加流产的发生风险。巴基斯坦的研究人员于2006年发表的一篇研究报告指出，甲状腺抗体阳性的女性流产率可高达36%，而甲状腺抗体阴性的女性流产率仅为1.8%。

甲状腺病在习惯性流产的女性中很常见。习惯性流产一般指女性有3次或3次以上的流产史。统计数据显示，超过1/3的习惯性流产女性体内存在甲状腺抗体，而没有流产史的女性这一比例仅为7% ~ 13%。

对于上述情况，目前尚无明确的解释。最令人困惑的是，即使甲状腺功能正常，如果甲状腺抗体阳性，流产的发生风险仍然会显著增加。对于这些病例，研究人员认为，这可能是因为甲状腺抗体阳性使女性在妊娠期间甲状腺激素的分泌能力下降所致。

如果同时存在甲状腺激素水平异常和甲状腺抗体阳性，那么，流产的发生风险会大幅度升高。研究人员发现，甲状腺功能低下和内分泌失衡的女性，流产率会增高69%。

初步的研究表明，甲状腺激素治疗在降低流产率方面非常有效。意大利的研究人员发现，未经治疗的甲状腺抗体阳性的女性流产率为13.8%，这些女性在孕期接受甲状腺激素治疗后，流产率下降到了3.5%。其他研究也证实了这一结果。

甲状腺功能紊乱不仅会导致流产，还可能导致不孕、排卵障碍或卵巢早衰。

卵巢早衰可导致卵子数量和质量严重受损，影响生育能力。体外受精—胚胎移植治疗通常是此类女性实现生育梦想的唯一途径，但即便是接受体外受精—胚胎移植治疗，其成功率也很低。有时，体外受精—胚胎移植治疗不得不终止，因为即便使用促排卵药也无法获得足够数量的发育成熟的卵子。研究发现，即使是轻微的甲状腺功能减退，也就是所谓的"亚临床甲状腺功能减退"，也会造成卵巢早衰。有研究表明，健康女性患亚临床甲状腺功能减退的比例为4%，排卵障碍性不孕的女性这一比例为15%，而在卵巢早衰女性中这一比例竟然高达40%。另有研究表明，排卵障碍的女性中，亚临床甲状腺功能减退的发病率是排卵正常女性的2倍多。

甲状腺激素治疗在降低流产率方面取得的成果令人鼓舞。其中一项研究对患有亚临床甲状腺功能减退合并不孕的女性给予了左甲状腺素治疗，结果44%的女性成功受孕。另有研究发现，接受体外受精—胚胎移植治疗时，轻度甲状腺病患者在接受相关治疗后优质胚胎数量有所增加。

甲状腺抗体阳性在多囊卵巢综合征患者中也很常见。研究发现，25%的多囊卵巢综合征患者甲状腺抗体阳性。多囊卵巢综合征患者更容易发生甲状腺功能减退。

如果你有流产史、多囊卵巢综合征、不明原因不孕、排卵障碍或卵巢早衰，最好做一下甲状腺功能检测。艾米·迈尔斯博士建议的检测项目及其参考值范围如下：

· 促甲状腺激素：1.0 ~ 2.0 mIU/mL

· 游离 T_4：$\geqslant$ 1.1ng/dL

· 游离 T_3：$\geqslant$ 3.2pg/mL

· 反 T_3 与 TSH 的比值：< 10

· 甲状腺过氧化物酶抗体：< 9 IU/mL或为阴性

· 甲状腺球蛋白抗体：< 4 IU/mL或为阴性

如果通过检测发现了问题，你可以到内分泌科就诊。如果医生不清楚甲状腺功能减退与不孕和流产的关系（有些医生确实如此），那就换一个医生。一些内分泌专家认为促甲状腺激素低于4.5 mIU/mL属于"正常"范围，因此不需要治疗，但多数生殖医学专家认为促甲状腺激素的理想值应该低于1 mIU/mL。

除了甲状腺素替代治疗外，许多内分泌专家还建议补充硒和食用无麸质、无乳制品饮食，以减轻甲状腺功能减退中的自身免疫反应。如欲了解更多相关信息，请阅读伊莎贝拉·温兹博士的《桥本甲状腺炎90天治疗方案》以及艾米·迈尔斯博士的《甲状腺的关系》(*The Thyroid Connection*，尚无中文版)。

如果你存在甲状腺抗体阳性，建议你对硫酸脱氢表雄酮和睾酮水平也进行检测。脱氢表雄酮由肾上腺产生，可在卵巢中转化为睾酮。脱氢表雄酮对卵泡早期发育至关重要。与自身免疫性甲状腺炎一样，如果脱氢表雄酮水平很低，卵子发育就会受到影响，从而引起卵巢储备功能不良或卵巢早衰。因此，进行硫酸脱氢表雄酮和睾酮水平检测是很有必要的。补充脱氢表雄酮（详见第9章）可以有效改善自身免疫性甲状腺炎女性的身体状况。

因素3：乳糜泻

另一个可导致不孕或流产的因素是乳糜泻。乳糜泻是一种由麸质引发的自身免疫性疾病。乳糜泻的典型症状与肠易激综合征类似，但许多患者实际上并没有胃肠道症状。除了胃肠道症状，乳糜泻患者还可能存在贫血、头痛、疲劳、关节痛、皮肤病（如牛皮癣）等表现。

由于乳糜泻的表现复杂多样，而且非常不典型，因此，一些患者可能多年得不到确诊。意大利人非常重视乳糜泻，意大利政府规定，所有儿童在6岁前都要接受乳糜泻常规筛查。但在其他国家，乳糜泻患者通常在受疾病困扰很多年后才得到明确诊断。一些报告显示，乳糜泻患者平均需要看至少5名医生才能最终确诊。在美国，乳糜泻的平均确诊时间为5～11年。

患有乳糜泻时，免疫系统会对肠壁造成损害，影响人体对营养物质的吸收。这会导致人体缺乏维生素和矿物质，进而引起不孕。

研究人员于1982年首次发现乳糜泻与不孕存在关联。之后，研究人员一直努力探讨乳糜泻是否在不孕患者中发病率更高的问题。2011年，哥伦比亚大学和梅奥医学中心联合开展的一项研究发现，乳糜泻在病因明确的不孕女性中并不常见，但在不明原因不孕的女性中，乳糜泻的发病率明显偏高。有研究表明，不明原因不孕的女性，有约6%的人存在乳糜泻抗体，这一比例是普通人的3倍。

最近的一项研究发现，在1000名接受体外受精—胚胎移植治疗的女性中，只有不到2%的人存在乳糜泻抗体，这一比例与乳糜泻的发病率相当，也与先前的研究结果一致，即在不孕患者中，乳糜泻的发病率并未增加。这项研究导致部分医生认为没有必要对存在生育问题的女性进行乳糜泻检测。

医生不愿意对不孕女性进行乳糜泻检测，这在一定程度上是可以理解的。从整体上看，似乎乳糜泻只在那些无法解释原因的病例中才比较常见。即便如此，也只有5%～8%的病例，其不孕是由乳糜泻引起的。但如果你有乳糜泻家族史，那么接受乳糜泻检测还是很有必要的。

另一种需要考虑乳糜泻筛查的疾病是不明原因的习惯性流

产。毫无疑问，流产在未经治疗的乳糜泻女性中更为常见。研究人员发现，这类女性的流产率是乳糜泻已得到治疗的女性的10倍左右。幸运的是，无麸质饮食可以大大降低这种风险。

乳糜泻与不明原因不孕和流产的关系

乳糜泻之所以会导致不孕和流产，可能是因为乳糜泻增加了炎症反应并干扰了人体对叶酸和其他维生素的吸收。叶酸水平低下会导致血同型半胱氨酸水平升高，进而影响卵子质量，还可能增加流产的发生风险。

从饮食中清除麸质可以促进肠道修复，增加机体对营养物质的吸收，这对生育能力来说至关重要。研究表明，采取严格的无麸质饮食能够重新建立叶酸和同型半胱氨酸的平衡状态。

然而，一些研究发现，高达50%的乳糜泻患者在采取严格的无麸质饮食后仍然存在维生素缺乏的问题。许多乳糜泻患者即便多年来一直坚持无麸质饮食，体内的叶酸和维生素 B_6 水平依然较低，而血同型半胱氨酸水平却很高。这种状况可以通过服用维生素类营养素补充剂而得到改善。

在一项大型临床研究中，乳糜泻患者在连续服用叶酸、维生素 B_{12} 和维生素 B_6 6个月后，血同型半胱氨酸水平恢复了正常。相对于安慰剂组，实验组的健康状况得到了显著改善。但是，这并不意味着可以放弃无麸质饮食转而服用营养素补充剂，因为维生素缺乏只是乳糜泻导致的诸多问题之一。它的意义在于告诉我们，对于患有乳糜泻的孕妇，补充维生素十分重要。

有相当多的乳糜泻患者体内还存在一种高水平的抗体（抗磷脂抗体），这种抗体水平升高会导致流产。研究发现，采用严格的无麸质饮食，可使抗磷脂抗体水平显著下降。这一效果在一名34岁的女性身上得到了验证。这名女性患有抗磷脂综合征，经历过2次流产。在被诊断为"乳糜泻"后，她开始实施无麸质饮食，6个月后，她的抗磷脂抗体成功降至正常水平。

乳糜泻和自身免疫性甲状腺炎也存在关联，这为其对生育能力的影响提供了另一种解释。研究发现，30% ～ 40%的乳糜泻患者存在甲状腺功能紊乱，且乳糜泻会使甲状腺病的发病率增加3倍。这意味着，如果你存在甲状腺病或者乳糜泻，而且你正在与不孕或流产做斗争，你应该接受相关检测。无麸质饮食还有助于抑制引发甲状腺病的免疫反应。

大多数女性可能不需要进行乳糜泻筛查，这是因为乳糜泻导致不孕和流产的情况很少见。但是，如果你有不明原因不孕、不明原因流产、抗磷脂综合征、甲状腺病、乳糜泻或自身免疫性疾病家族史，可能就需要进行乳糜泻筛查了。

因素4：牙龈疾病

另外一种可能影响你受孕和持续妊娠的因素是牙龈疾病。近几年，研究人员发现牙龈疾病会显著增加早产和新生儿低体重的发生风险。《美国牙科协会杂志》刊登的一篇研究报告称，患有牙周炎的女性发生早产的概率是正常女性的 4 ~ 7 倍。此外，牙周炎还会增加流产的发生风险。

牙龈疾病是由细菌在牙齿和牙龈间滋生引起的，会导致疼痛，有时还伴有出血。最常见的牙龈疾病是牙龈炎，据调查，有将近一半的育龄女性都患有牙龈炎。如果不及时治疗，牙龈炎可发展成牙周炎。此时，牙龈开始脱离牙齿，并因感染形成牙周袋。感染诱发的免疫反应可导致炎症扩散到循环系统。无论是细菌感染诱发的全身免疫反应，还是引发感染的牙龈细菌进入羊水导致的局部免疫反应，都会增加流产或早产的发生风险。

除了会导致流产和早产，牙龈疾病还会使女性难以受孕。这一结论是罗杰·哈特博士和西澳大利亚大学的研究人员在对 3000 多名孕妇进行调查后得出的。研究人员发现，患牙周病的女性比没有患牙周病的女性受孕时间要长 2 个月（近 25% 的白人孕妇和 40% 的非白人孕妇患有牙周病，这些孕妇平均需要花费 7 个月的时间才能受孕，而没有患牙周病的女性受孕平均只用了 5 个月）。另外，牙龈疾病在不孕女性中更为常见。正如哈特博士所说，这些发现说明所有女性在孕前都应该接受牙科检查。

牙龈疾病很容易预防和治愈，只需要定期使用牙线剔牙、刷牙、做专业的牙齿清洁即可。即使你患了相当严重的牙周病，一般经过最多 4 次治疗便可痊愈。

行动方案（初级、中级和高级方案）

如果你存在不孕问题，或者经历过至少1次流产，那么，有必要进行维生素D水平检测以及甲状腺病和乳糜泻筛查。此外，还应进行牙龈健康检查。

上述项目中，甲状腺病筛查是优先项目，大多数情况下，乳糜泻筛查可以放在最后进行。你也可以在不检测维生素D水平的情况下补充维生素D，因为大多数女性的维生素D水平是低于最佳值的，许多人需要每天补充4000 ~ 5000 IU才可以。

第二部分

如何挑选"对"的营养素

第 5 章

孕前维生素

> 一项发现越是具有原创性，事后看起来它就越是显而易见。
>
> ——亚瑟·科斯特勒

适用于初级、中级和高级助孕方案

每天服用孕前维生素是女性在备孕期间需要采取的重要措施之一，而且开始的时间越早越好。叶酸等维生素不但对预防出生缺陷至关重要，而且对恢复排卵功能和提高卵子质量也有帮助，从而能够提高受孕概率。有些维生素可以降低女性流产的发生风险。基于上述原因，尽早服用优质的孕前维生素很重要，最好在备孕前3个月就开始服用。

叶酸

叶酸是一种 B 族维生素，人体需要它来完成数百种生物过程。合成叶酸是一种叶酸补充剂。传统观点认为，叶酸可以预防严重出生缺陷，如脊柱裂。但最新研究发现，叶酸在卵子发育早期就能起到十分重要的作用。卵子在排卵前 3 ~ 4 个月开始再次发育，因此，越早开始服用叶酸，效果就越好。

叶酸会影响卵子的质量，这一点儿也不奇怪，因为它在制造新 DNA 和蛋白质的过程中起着非常重要的作用，上述过程可对早期卵子和胚胎的发育产生巨大的影响。

在深入探讨叶酸对生育能力的影响之前，我们有必要先了解一下背景知识，即为什么补充叶酸是助孕方案中的重要组成部分。

叶酸补充剂的推广使用被誉为 "20 世纪末最伟大的公共卫生成就" 之一。但是，叶酸补充剂的推广并不是一帆风顺的。早期研究关于叶酸在预防出生缺陷中的作用争议较大，这些争议为本书讨论其他营养素提供了有益的参考信息。

在 20 世纪 90 年代之前，医生对如何预防神经管畸形还知之甚少。神经管畸形通常会造成死胎、新生儿死亡或患儿终身瘫痪。

1991 年，英国的研究人员公布了一项大型临床研究的成果。研究发现，70% ~ 80% 的神经管畸形可以通过在怀孕前服用叶酸补充剂来预防。其实，类似的研究结论早在 1981 年就有学者得出了，但不幸的是，这项研究成果被指责多年。

指责主要集中在实验设计上，因为在实验中，曾怀过神经管畸形胎儿的所有受试女性都服用了叶酸，而对照组是研究开始前就已经怀孕的女性。这不是理想的研究模型。理想的研究模型中，参加研究的女性应被随机分到叶酸组和安慰剂组，受试者在数据分析前并不知道吃的是叶酸还是安慰剂，医生也不知道。这种研究模式被称为"随机双盲试验"。

该研究的作者称，人们一直过分强调研究偏倚而刻意忽略她们的研究结果。这种争议带来的影响是，人们浪费了整整10年。在此期间，不少本该服用叶酸补充剂的女性却未能服用，因而没能阻止很多本可避免的悲剧的发生。

这是一个具有警示意义的故事。我们从中得到的教训是，在等待完美临床研究结果的同时，不应该忽视现有的最佳证据。如果研究表明，补充某种营养素显然能够获益，但目前还没有可靠的证据表明它的安全性，那是绝对有必要等待进一步研究的。但如果其安全性已经获得高质量研究的证实，而效果经过尚不完美的研究证明是显著的，那我们就应该选择这种营养素，而不是非得等到完美的临床研究结果。

生育方面尤其如此，因为考虑到经济和情感因素，女性可能只有1～2次机会接受体外受精—胚胎移植治疗，她们可没有时间等待那么久。本书后文提供的营养素补充建议也是基于这一考虑的。补充营养素应基于当前所有可见证据，而非等待医学实践去完美证实研究结论。

回到叶酸的话题。如今我们已经知道，女性在怀孕前服用叶酸可以显著降低胎儿脊柱裂和其他神经管畸形的发生风险。美国疾病控制与预防中心、英国卫生部和其他国家的公共卫生部门建议，为了预防神经管畸形，除了从饮食中摄取天然叶酸外，所有有生育需求的女性都应该每天至少加服400μg叶酸。

上述剂量是最低补充量，一些权威人士建议所有备孕女性应每天至少补充800μg。而且天然叶酸（如甲基叶酸）比合成叶酸好，详见下文。

除了可以预防出生缺陷，补充叶酸还可以帮助你更快地受孕和预防流产。最新研究表明，从卵子发育到排卵再到胎儿发育，叶酸在生育的各个阶段都能起到很好的作用。

叶酸与排卵

长期以来，医生们一直认为是维生素缺乏造成了某些女性的排卵障碍。"护士健康研究"证实了这一观点。该研究对数万名护士进行了多年的跟踪调查，在第二轮研究中又对这些护士中18000多名处于备孕阶段或孕期者进行了长达8年的随访。结果发现，每天服用复合维生素的女性发生排卵障碍性孕的概率比较低。每周服用几次复合维生素可以将排卵障碍性不孕的发生风险降低1/3，而每天服用复合维生素的女性排卵障碍性不孕的发生风险更低。研究人员认为，这可能是叶酸和其他B族维生素的功劳。

此前的一些小规模研究也提示，服用复合维生素与生育能力的提高之间存在相关性。高叶酸饮食还能提高黄体酮水平，降低女性排卵异常的发生风险。一项研究中，食用经叶酸强化的谷物后，获取叶酸最多的女性排卵异常的发生率降低了65%，而她们的黄体酮水平也更高。

叶酸与卵子质量

叶酸似乎还能提高卵子质量和体外受精—胚胎移植治疗的成功率。研究表明，在接受体外受精—胚胎移植治疗前补充叶酸的女性，卵子质量和成熟卵子比例要高于未补充叶酸的女性。研究人员发现，女性卵泡中的叶酸水平每升高1倍，受孕概率也会提高1倍。

合成叶酸与甲基叶酸

如果你有不孕或习惯性流产史，其中一个原因可能是基因突变导致的叶酸代谢能力下降。2016年，牛津大学的研究人员开展了一项研究。结果发现，叶酸代谢基因（即MTHFR基因）发生突变的女性胚胎染色体异常和着床失败更常见，而且在接受体外受精—胚胎移植治疗时的成功率较低。此外，MTHFR基因突变还与习惯性流产有关——尽管最近的一些研究对这种相关性提出了质疑。

MTHFR基因编码的酶负责将其他形式的叶酸转化为具有生物活性的形式——甲基叶酸。甲基叶酸具有很多作用，其中最主要的作用是排毒（人体可以利用甲基叶酸将正常新陈代谢产生的副产物，如同型半胱氨酸等，排出体外）。

MTHFR基因突变会降低相关酶的活性，使甲基叶酸的转化量减少，从而导致同型半胱氨酸在体内蓄积。而同型半胱氨酸蓄积会导致不孕和流产的发生风险升高。另外，高水平的同型半胱氨酸还会造成卵子DNA损伤，并且能增加凝血的发生风险（这种说法存在争议）。

MTHFR基因最常见的两种突变位点是A1298C和C677T。约40%的人存在一个A1298C基因突变位点，但这种情况只会使叶酸处理能力轻度下降（酶活性降低20% ~ 40%）。如果存在A1298C基因突变位点，或1 ~ 2个C677T基因突变位点，则会造成严重的影响，可导致酶活性降低70%。有约10%的人存在后两种基因突变。

目前，关于哪些基因突变可导致习惯性流产，学界还存在争论。有些研究发现两者存在联系，而有些研究的结果则完全相反。好消息是，如果MTHFR基因突变确实能够增加流产风险，那么，补充合适的营养素就可以降低这种风险。

如果你想知道自己的基因类型，可以进行MTHFR基因检测。如果检测结果提示基因突变，补充营养素就可以解决。

以前，医生建议携带MTHFR突变基因的女性服用大剂量（每天1000 ~ 4000μg）叶酸以弥补自身叶酸转化能力的不足。但现在我们知道，叶酸转化能力降低会导致血液中累积大量的未转化叶酸，从而干扰细胞吸收甲基叶酸的能力。有效的解决方法是直接补充甲基叶酸。

如果你尚未进行基因检测，但有习惯性流产或体外受精—胚胎移植治疗失败史，最严谨的做法是在产前服用甲基叶酸，以防基因突变影响叶酸转化。你的伴侣也要服用甲基叶酸，因为最新研究发现，父亲的叶酸代谢能力缺陷也会导致流产，因为这可能增加精子DNA的损伤。

推荐MTHFR突变基因携带者每天补充800 ~ 1000μg甲基叶酸。甲基叶酸的不良反应非常少见，主要有肌肉疼痛、焦虑和其他情绪变化。

如果你在服用甲基叶酸后出现不适，建议进行MTHFR基因检测，以确定你是否需要补充这种形式的叶酸。如果检测结果提示没有发生MTHFR基因突变，或者只携带一个A1298C基因突变位点，建议你补充其他孕期复合营养素。《净化基因》一书的作者、MTHFR基因突变研究专家本·林奇博士建议，对甲基叶酸不耐受的人可以补充羟钴胺（一种维生素B_{12}）。

补充维生素B_{12}也可以降低血同型半胱氨酸水平。初步研究表明，维生素B_{12}在预防因MTHFR基因突变引起的流产方面与叶酸同样有效。

适合非MTHFR突变基因携带者使用的孕期复合营养素

即使你不存在MTHFR基因突变，选择含甲基叶酸或标注含有天然叶酸的孕期复合营养素也比使用合成叶酸好，这是因为机体吸收合成叶酸的能力有限。

过去，人们认为人类和啮齿类动物一样，能够快速地将合成叶酸转化为其他形式。但最新研究发现，在人体内，大量的合成叶酸无法被转化，更无法被利用。当合成叶酸累积到一定的水平，就可能干扰甲基叶酸的摄取，而甲基叶酸是维持细胞功能所需的重要物质。

食物中存在多种形式的天然叶酸（如亚叶酸等），它们可以迅速转化为可被人体利用的甲基叶酸。考虑到叶酸在促进排卵、提高卵子质量和预防流产方面的重要作用，最应该避免的就是由合成叶酸转化不良导致的叶酸水平低下。因此，如果没有严重的MTHFR基因变异，孕前最好选用天然叶酸。叶酸的摄入量应不低于每天800μg。如果孕前叶酸水平偏低，最好每天补充400μg亚叶酸或甲基叶酸。

其他维生素

孕前复合维生素还包含对女性生育有重要作用的其他维生素。其中，维生素B_{12}在保证卵子质量方面作用突出。荷兰的研究人员调查了叶酸对接受体外受精—胚胎移植治疗的女性的影响，结果发现，高水平的维生素B_{12}可以提高胚胎质量。研究人员认为，这可能是因为维生素B_{12}可以降低体内同型半胱氨酸的水平。

另一种可提高女性生育能力的维生素是维生素B_6。2007年，阿莱恩·隆内贝格博士和来自伊利诺伊大学、哈佛大学医学院以及西北大学的科学家们进行了一项研究，结果表明，维生素B_6水平低的女性难以受孕，且怀孕后容易流产。

综合以上内容，我们不难看出，服用富含甲基叶酸、维生素B_{12}和维生素B_6的孕前复合维生素有助于女性快速受孕，并能降低流产和新生儿出生缺陷的发生风险。

孕前复合维生素中的矿物质对备孕也很重要。例如，锌、硒和碘是维持甲状腺功能的必需矿物质。甲状腺功能会影响生育，因为甲状腺功能减退不仅会抑制排卵，还会增加流产的发生风险。机体的抗氧化系统也离不开锌和硒。另外，这些矿物质可能会影响到卵子质量（详见后续章节）。

在后续章节中，我们会对孕前复合维生素之外的其他可提高卵子质量的营养素进行讨论。如果你准备只服用一种营养素，请优先考虑辅酶Q_{10}。如下一章所述，最新研究表明，辅酶Q_{10}能够促进卵细胞的能量供应，从而提高卵子和胚胎的质量。

后续章节讨论的其他营养素能够改善35岁以上女性的卵子质量，对不孕和有流产史的女性也有裨益。

第6章和第7章将分别讨论辅酶Q_{10}和其他抗氧化剂，这两种物质适用于所有正在备孕的女性。第8章讨论的肌醇适用于有多囊卵巢综合征、排卵不规律、流产史和胰岛素抵抗的女性。第9章讨论的脱氢表雄酮适用于有卵巢储备功能不良、自身免疫性疾病、大龄不孕症或流产史的女性。第10章我们将讨论为什么最好避免服用助孕补充剂。第11章中讨论的营养素则对准备进行冷冻胚胎移植的女性有益。

第 **6** 章

辅酶 Q_{10} 与卵子能量

动力加毅力可以战胜一切。

——本杰明·富兰克林

适用于初级、中级和高级助孕方案

辅酶 Q_{10} 是存在于包括卵子在内的所有人体细胞中的小分子物质。最新研究表明，这种小分子物质对维持卵子质量和生育能力十分重要。补充辅酶 Q_{10} 可以带来很多好处，其中之一就是预防甚至逆转因年龄增长而导致的卵子质量下降。

辅酶 Q_{10} 对所有处于备孕阶段的女性都有益处，尤其是年龄在35岁以上或存在生育问题（如卵巢储备功能不良）的女性。

辅酶Q_{10}有哪些作用

　　长期以来，辅酶Q_{10}一直是运动员最喜欢的营养素，通常用于预防因服用降胆固醇药物而引起的肌肉疼痛。大规模临床研究表明，辅酶Q_{10}对充血性心力衰竭、帕金森病、亨廷顿病和肌萎缩侧索硬化等一系列疾病都有一定疗效。最新研究发现，辅酶Q_{10}还可以提高卵子质量。

　　为什么辅酶Q_{10}有如此大的功效呢？这可能是因为辅酶Q_{10}在身体运行和卵子发育的能量供应中起着重要作用。辅酶Q_{10}在分子间进行电子传递，这在线粒体内具有重要意义。辅酶Q_{10}是线粒体内用于产生电子能量的"电子传递链"的重要组成部分。线粒体利用电子能量产生ATP，细胞利用ATP来驱动几乎所有的生物过程。

　　辅酶Q_{10}还是一种抗氧化剂，能够让维生素E被循环利用。辅酶Q_{10}在线粒体中的作用对提高卵子质量非常有价值。

　　为了了解辅酶Q_{10}提高卵子质量的机制，我们首先需要探究卵子质量与能量供应之间的关系，以及为什么大龄女性卵子中的细胞能量供应会受到影响。

卵子需要的能量

　　随着年龄的增长，线粒体产生能量的效率会下降，就像一座工厂老旧了一样。线粒体功能下降在机体衰老的过程中扮演着重要的角色，其对卵子质量的影响尤为明显。研究表明，线粒体结构损伤在40岁以上的女性中更为常见。随着年龄的增长，卵子内的线粒体大量出现基因损伤，围绕在卵细胞周边的线粒体数量明显减少。所以，大龄女性卵子中线粒体产生的能量也少。无法产生足够的能量对于卵子质量而言是个大问题，这可能是年龄增长对卵子质量产生负面影响的主要原因。

线粒体功能下降不仅与年龄增长引起的不孕有关，还与其他生育问题（如卵巢早衰或体外受精—胚胎移植治疗时促排卵中的低反应）有关。乔纳森·范·布雷尔科姆博士于1995年首次提出，卵子的能量水平与其成熟过程和胚胎质量高低存在关联。这一发现已经被其他一些研究所证实。人们发现，卵子在特定时间点产生能量的能力对卵子的发育有重要影响。

如今，人们普遍认为，拥有高性能的线粒体是卵子质量高的标志。研究人员称，在有需求时产生能量的能力是判断卵子和胚胎质量的最重要标准。卵子制造能量的能力越强，就越有可能发育成熟并成功受精。

另外，有越来越多的证据表明，卵子在有需求时产生能量的能力强对于预防卵子染色体异常尤为重要，这是因为染色体分离和排出极体的过程十分耗能。事实上，科学家们已经观察到，线粒体会聚集在一起，并在需要分离的时间点突然产生大量能量用来排列染色体。如果卵子没有足够的能量用来排列染色体并把需要排到细胞外的那组染色体分离出来，就会发生染色体数目异常，胚胎发育成熟的机会就会很小。

研究发现，线粒体功能低下的人群，胚胎染色体分离和排列的过程容易受到干扰和破坏。此外，动物实验表明，如果小鼠卵子中的线粒体被破坏，其能量水平就会下降，就会导致染色体分离出现问题。

正如前文所述，染色体数目异常是胚胎在第1周存活失败、着床失败和早期妊娠丢失的最大原因。染色体数目异常在35岁以上、存在生育问题或有多次早期流产史的女性的卵子中非常普遍。因此，线粒体产生能量不足可能会导致卵子染色体分离错误，并直接引发不孕、体外受精—胚胎移植治疗失败和早期妊娠丢失。

能量供应不仅会影响染色体的复制与分离，还在促进胚胎发育方面起着重要作用。卵细胞产能不足的问题会在胚胎发育的后期凸显出来，因为胚胎发育至囊胚期以及成功着床都需要能量。研究者们认为，影响早期胚胎存活的最大问题是卵细胞线粒体功能障碍。

辅酶Q_{10}可改善卵子质量

基于线粒体功能完整性对卵子和胚胎质量的重要影响，我们在书中为你提供了相关营养素补充建议。

生殖医学专家雅科夫·本托夫博士率先使用辅酶Q_{10}来改善卵子质量。他解释称："我们认为，和女性的卵子因年龄增长而发生的变化相比，卵子产生能量以完成从发育到受精全过程的能力更加重要，这也是我们建议女性服用辅酶Q_{10}的原因。"

辅酶Q_{10}具有强大的功效，它是线粒体产生能量所必需的。

许多研究表明，在培养细胞时加入辅酶Q_{10}可以使其能量产生增加。而且，人们发现，辅酶Q_{10}可以保护线粒体不受损伤。

辅酶Q_{10}也存在于卵泡中，起着支持能量生成和保护线粒体的作用。研究人员发现，辅酶Q_{10}水平越高，卵子质量就越好，而且妊娠率也越高。

通过补充辅酶Q_{10}，可以增加卵子发育的能量供应，进而预防染色体异常，提高卵子质量和胚胎的存活能力。

当本书第1版于2014年面世时，使用辅酶Q_{10}来提高卵子质量仍然是个新概念。由本托夫博士及其同事罗伯特·卡斯珀博士进行的一项开创性研究为使用辅酶Q_{10}补充剂提供了明确的科学依据，但当时仍然缺乏对照研究证实它的有效性。

然而，2018年发表的两篇研究报告指出，在接受体外受精—胚胎移植治疗前服用2个月，辅酶Q_{10}能显著提高卵子质量。服用辅酶Q_{10}的女性有更多的卵子受精，而且优质胚胎的比例也比较高。此外，服用辅酶Q_{10}的女性因卵子发育不良造成的体外受精—胚胎移植治疗周期取消率为8%，对照组的这一数据为23%。还有就是，服用辅酶Q_{10}的女性中有18%的人可以冷冻胚胎，但对照组的这一数据仅为4%。

本托夫博士和卡斯珀博士开展的一项双盲安慰剂对照研究还发现，服用辅酶Q_{10}的女性胚胎染色体异常的发生率较低。

辅酶Q_{10}补充剂

人体内几乎每个细胞都能产生辅酶Q_{10}。但随着年龄的增长，人体可能无法产生足够的辅酶Q_{10}来满足细胞的能量需求，而且从食物中获取大量的辅酶Q_{10}是极其困难的，因此，服用辅酶Q_{10}补充剂是最佳解决方案。

在迄今为止的临床试验中，推荐的辅酶Q_{10}补充方法为每天400～600mg，从体外受精—胚胎移植治疗前1～2个月开始服用。上述剂量是相当保守的，辅酶Q_{10}的安全剂量其实是比较高的。一项研究显示，连续5年每天摄入2400mg辅酶Q_{10}并不会造成安全问题。

在提高卵子质量方面，辅酶Q_{10}的最低剂量取决于类型。辅酶Q_{10}的标准营养素剂型为泛醌，但泛醌不易溶解，所以吸收率较低。泛醌被人体吸收后会转化为辅酶Q_{10}的另一种形式——泛醇，这是一种活性抗氧化剂。人体内超过95%的辅酶Q_{10}是以泛醇的形式存在的。

为了避免泛醌吸收不良的问题，你可以购买泛醇补充剂。虽然泛醇比传统的辅酶Q_{10}价格要高一些，但它的效果是很好的，综合来看，泛醇的性价比要高于泛醌。

不过，科学家已经研发出多种可提高吸收率的泛醌配方，例如泛醌悬液。研究表明，它们比传统泛醌补充剂的吸收效果要好很多。

丹麦制药公司法尔诺德生产的辅酶Q_{10}被证实比泛醇更容易吸收。这是《营养》杂志于2019年刊登的一篇研究报告给出的结论。在这项研究中，14名健康受试者被要求服用含有100mg辅酶Q_{10}的7种营养素补充剂，之后研究人员对其体内的辅酶Q_{10}水平进行了检测，结果发现，提高辅酶Q_{10}水平的两种最佳配方是泛醇Kaneta OH（Jarrow公司生产）和一种特殊的以大豆油为基质的泛醌软胶囊（法尔诺德公司生产）。

泛醌软胶囊在欧洲市场被称为"Myoqinon"，在美国市场则被称为"Bio-Quinon Q_{10} Gold"。这两种配方的辅酶Q_{10}的吸收率是其他同类补充剂的2倍多。

这项由法尔诺德公司支持的研究表明，法尔诺德自研的辅酶Q_{10}比泛醇更容易吸收。但有证据表明，泛醇在细胞中的停留时间更长。

2018年发表的一篇研究报告显示，法尔诺德自研的辅酶Q_{10}可以改善卵子质量。目前，这种辅酶Q_{10}补充剂已经成为各大生殖医学中心的推荐产品。但这并不意味着一定要服用法尔诺德公司生产的辅酶Q_{10}，因为其他研究表明，传统的辅酶Q_{10}补充剂也能起到相同的作用，只是使用剂量要大一些。

体外受精—胚胎移植治疗临床试验使用的辅酶Q_{10}补充剂的剂型、品牌和剂量见下表：

体外受精—胚胎移植治疗临床试验使用的辅酶Q_{10}补充剂的剂型、品牌和剂量

研究	剂型	品牌	日剂量
卡斯珀（2014）	泛醌（微粉剂）	Advanced Orthomolecular Research	每天 600mg，顿服
贾努比洛（2018）	泛醌（易吸收型）	法尔诺德 Bio-Quinon	每天 400mg，分 2 次服
徐（2018）	泛醌（标准型）	GNC	每天 600mg，分 3 次服

基于研究数据，对于计划接受体外受精—胚胎移植治疗

的女性，或者有流产史以及不孕的女性，建议每天服用400mg Bio-Quinon或泛醇。尽管其他领域的研究认为，标准型辅酶 Q_{10} 的效果不及上述推荐配方，但作为替代，也可以每天服用600mg的标准型辅酶 Q_{10}。一些体外受精—胚胎移植门诊的做法更加激进，他们建议患者每天服用600mg Bio-Quinon或泛醇。但是，增大辅酶 Q_{10} 的剂量并不会带来更多的好处，还会增加花费。如果你刚开始备孕，而且不存在生育问题，那么你只需要每天服用200mg Bio-Quinon或泛醇即可。

你还可以将辅酶 Q_{10} 分多次服用，从而最大限度地发挥其功效。这是因为人体对辅酶 Q_{10} 的单次吸收量是有限的，如果服用剂量高于每次200mg，其吸收率就会下降。因此，如果你每天需要补充400mg辅酶 Q_{10}，分2次服用会更有效（早餐时服一粒，午餐时再服一粒，每次200mg。之所以不随晚餐服用，是因为有些人晚上服用辅酶 Q_{10} 会出现睡眠问题）。

辅酶 Q_{10} 的安全性与不良反应

在一项双盲安慰剂对照试验中，数千人多年坚持服用大剂量的泛醌进行治疗。研究人员称，即便将辅酶 Q_{10} 的剂量提高到每天3000mg也不会造成安全问题。截至本书撰写时，临床研究发现的辅酶 Q_{10} 的唯一明显不良反应是少数人会出现轻微的胃肠道症状。

有人认为辅酶 Q_{10} 有助于降血压，因此血压低的人应该避免服用辅酶 Q_{10}。其实不是这样的，辅酶 Q_{10} 虽然能够降血压，但它只会使高血压患者的血压水平下降，并不会使血压正常或低血压的人血压下降。相反，2018年的一项研究发现，辅酶Q_{10}有助于改善直立性低血压。（受生育问题困扰的女性可能更容易出现低血压，因为它们存在共同的原因，即肾上腺功能障碍，详情请参阅第9章。）

辅酶Q_{10}的另外一个可能的功效是它可以逐步改善2型糖尿病患者的血糖控制情况，但研究人员在这一点上并未取得一致意见。如果你是糖尿病患者，建议你在咨询医生后再服用辅酶Q_{10}。这种情况下，医生可能会减少你的降糖药用量。

开始与停止补充辅酶Q_{10}的时间

无论你希望自然受孕还是借助体外受精—胚胎移植治疗或宫内人工授精治疗受孕，都需要尽早开始服用辅酶Q_{10}。理想情况下，至少在接受体外受精—胚胎移植治疗或宫内人工授精治疗前3个月开始补充辅酶Q_{10}。因为卵子完全发育成熟需要3个月，此时补充辅酶Q_{10}能够确保卵子在最佳环境下发育成熟，同时为染色体的正确复制和分离提供充足的能量。最新研究表明，即使在接受体外受精—胚胎移植治疗前2个月开始服用辅酶Q_{10}也是有帮助的。

对于何时停用辅酶Q_{10}，不同的医生可能会给出不同的建议。如果你希望自然受孕或者接受宫内人工授精治疗，那么，孕检结果呈阳性时即可停止服用辅酶Q_{10}。如果你接受的是体外受精—胚胎移植治疗，建议在取卵前一天停止服用辅酶Q_{10}

和其他可提高卵子质量的营养素，因为此时你已经不再需要它们了。也有一些医生建议在孕检结果呈阳性时再停止服用，以便本周期治疗失败后可以紧接着开始下一个周期的治疗。如第11章所述，取卵后继续服用辅酶Q_{10}还有助于子宫内膜发育，从而为胚胎移植做好准备。

因此，何时停用辅酶Q_{10}并不是特别重要。我们可以采取一个折中的办法，即在胚胎移植后等待结果期间停止服用辅酶Q_{10}。如果你未能成功受孕，可以重新开始服用辅酶Q_{10}。这样的话，从停药到重新服药的时间间隔最多只有2周。

目前，医生之所以建议患者在妊娠期停止服用辅酶Q_{10}，是因为缺乏证据支持。由于当前尚无任何大型研究证实怀孕期间服用辅酶Q_{10}是安全的，因此医生给出保守的建议是可以理解的。但到目前为止，还没有任何证据表明女性在妊娠期服用辅酶Q_{10}会带来伤害。相反，截至目前的所有研究都表明，辅酶Q_{10}可能降低先兆子痫的发生风险。

有人认为，有习惯性流产史的女性可以在妊娠早期服用小剂量的辅酶Q_{10}（但其安全性同样缺乏证据支持）。研究人员在检测了近500名孕妇的辅酶Q_{10}水平后发现，辅酶Q_{10}水平通常在妊娠后逐渐升高。此外，辅酶Q_{10}水平低下的女性容易流产。至于其中的机理，可能是辅酶Q_{10}可以降低抗磷脂综合征患者的免疫相关指标和凝血功能相关指标，而抗磷脂综合征是造成流产的一个常见原因。2017年发表的一篇研究报告称，36名抗磷脂综合征患者每天服用200mg泛醇或安慰剂，1个月后，实验组抗磷脂综合征的免疫相关指标和凝血介质指标显著下降。我们尚不清楚这种机制是如何影响流产率的，但它为研究人员提供了一条大有希望的途径。

结　论

鉴于辅酶Q_{10}在帮助线粒体产生能量方面的作用（这种能量在卵子和胚胎发育中至关重要）以及迄今为止临床研究取得的积极成果，我们可以得出结论：服用辅酶Q_{10}是提高卵子质量的有效途径。

第 **7** 章

褪黑素与其他助孕抗氧化剂

> 所有的真理都要经历三个阶段：首先受到嘲笑，然后遭到激烈的反对，最后被理所当然地接受。
>
> ——亚瑟·叔本华

适用于初级、中级和高级助孕方案

抗氧化剂通过防止氧化应激，在维持卵子质量中起着重要作用。卵泡本身就含有大量的抗氧化维生素和酶，但在不明原因不孕、多囊卵巢综合征和大龄不孕女性的卵泡中，这些抗氧化维生素和酶的含量通常较低。

如果你年轻、健康，没有生育问题，那么你只需要补充孕期复合营养素，并采取健康饮食（详见第13章）就可以了。但如果你的年龄在35岁以上，而且存在生育问题，或者有流产史，你可能需要额外补充抗氧化剂来优化卵子质量。

何谓抗氧化剂

抗氧化剂在生育中起着重要作用，这也是维生素E被称为"生育酚"的原因。生育酚的英文名"tocopherol"源自希腊文"tocos"和"phero"，它们的意思分别是"分娩"和"生产"。维生素E只是众多与生育有关的抗氧化剂之一。

抗氧化剂是一类能中和活性氧分子的物质。活性氧分子中含有自由基，活性氧分子是在新陈代谢过程中产生的。由于每个氧分子都有一个未配对的电子，所以自由基的活性特别强。活性氧分子中的自由基可以与其他分子发生反应，从而造成氧化应激。

氧化现象在日常生活中随处可见，如金属生锈、银失去光泽等。细胞内也会发生类似的反应。如果对氧化反应不加控制，则会造成DNA、蛋白质、脂质、细胞膜和线粒体的损伤。

由于氧化反应会造成细胞损伤，所以，细胞内存在着氧化防御系统，其中就包括专门用来中和自由基的抗氧化酶，细胞氧化防御系统的其他主要成分包括维生素A、维生素C和维生素E。

抗氧化剂影响卵子质量的机制

随着年龄的增长，氧化损伤会给卵子带来越来越多的问题。造成这种现象的部分原因是衰老卵子的氧化防御系统比较薄弱。研究发现，大龄女性的卵子生成抗氧化酶的能力比较差，而且大龄女性的卵子会产生更多的活性氧分子（因为衰老的线粒体在受到损伤后会"泄漏"电子，从而产生活性氧分子）。

线粒体是细胞的能量工厂，是活性氧分子的主要来源地，也是氧化损伤的主要受害者。线粒体对氧化损伤极其敏感，会在受到损伤时释放大量的氧化剂，从而形成恶性循环，造成更为严重的损伤和产生更多的自由基。

氧化损伤会降低线粒体制造能量的能力。能量对卵子发育和胚胎存活至关重要。如今，线粒体氧化损伤被认为是年龄因素影响卵子质量的主要机制之一。

这种氧化损伤并不限于大龄女性的卵子。研究人员发现，不明原因不孕的女性，其体内抗氧化酶水平较低，活性氧分子水平较高。最新研究显示，70%的不明原因卵巢早衰的女性，其体内的氧化应激水平较高；即使是在年轻小鼠的卵子中，氧化应激也会减少能量供应并破坏染色体的稳定性。另外，氧化应激水平升高也多见于有多囊卵巢综合征、流产、先兆子痫或子宫内膜异位症的女性。

对于子宫内膜异位症患者，氧化应激和卵细胞质量差是否会导致不孕目前还存在争议。研究发现，在接受体外受精—胚胎移植治疗的女性中，子宫内膜异位症只会减少获卵数（可能的原因见第9章），对卵子质量并没有什么影响。有研究称，从子宫内膜异位症女性体内获取的卵子与其他接受体外受精—胚胎移植治疗的女性没有差别，都能发育成健康活胎。但也有研究显示，子宫内膜异位症可导致卵子质量下降。

如果卵子质量差确实是子宫内膜异位症患者不孕的原因，那么这可能是氧化损伤造成的。2018年发表的研究报告指出，患有子宫内膜异位症的女性，其卵泡内氧化损伤水平比较高。其中一项研究还发现，氧化应激水平越高，卵子发育到囊胚期的概率就越低。

氧化应激对多囊卵巢综合征患者的损害更大。这些女性通常还存在胰岛素抵抗和高血糖。高血糖会让机体产生更多的活性氧分子，从而加重氧化应激。（如第13章所述，出于同样的原因，通过饮食控制血糖水平，对在源头上限制氧化应激十分有帮助。）

除氧化应激增加外，多囊卵巢综合征患者还存在体内细胞抗氧化活性降低的情况。在这两种因素的共同影响下，多囊卵巢综合征患者体内的氧化应激水平更高，而氧化应激会对线粒体造成损伤，并且会干扰染色体的复制与分离。氧化应激引起的卵子质量差可能是造成多囊卵巢综合征患者不孕的主要原因。

研究表明，大龄女性和存在其他生育问题的女性，其卵子和胚胎中的抗氧化防御系统功能减弱，对氧化损伤非常敏感。氧化损伤不仅会损害线粒体，还会影响卵子质量。

幸运的是，抗氧化剂能够防止氧化损伤，从而提高女性的生育能力。研究人员发现，在接受体外受精—胚胎移植治疗时，体内抗氧化剂含量较高的女性更容易受孕。最近，波士顿生殖医学中心和哈佛先驱者医疗联盟针对接受生育治疗的女性开展了一项大型临床研究，结果发现，补充抗氧化剂可以使女性在较短的时间内受孕。综合现有的证据，我们可以初步得出结论：良好的抗氧化能力可以为卵子提供保护，从而提高女性的生育能力。

初步研究表明，维生素C、维生素E、α-硫辛酸、N-乙酰半胱氨酸和褪黑素对于提高生育能力都非常有效。

褪黑素

褪黑素是由松果体在夜间分泌的。众所周知，褪黑素是一种助眠激素。褪黑素之所以具有助眠作用，是因为它能调节人体的昼夜节律，告诉身体晚上应该去睡觉，早上应该醒来。

除了具有助眠作用外，褪黑素还与生育能力相关。在一些物种中，褪黑素参与调节季节性繁殖，保证幼崽在春天出生。褪黑素在人类的生育中也起着重要作用。研究人员发现，卵泡液中的褪黑素水平格外高。此外，随着卵泡的生长，卵泡液中的褪黑素含量也会增加。在接受体外受精—胚胎移植治疗的女性中，成熟卵泡中的褪黑素水平要高于小卵泡。褪黑素水平的升高，对排卵具有重要影响。

褪黑素与生育能力

褪黑素究竟在卵巢中起什么作用，目前尚不完全清楚。以前，人们认为褪黑素是一种激素信号分子，可与特定受体结合，向细胞传递信息。1993年，人们发现褪黑素也是一种功能强大的抗氧化剂，能够直接中和自由基。这一点已经被许多研究所证实。在某些方面，褪黑素是一种比维生素C和维生素E效果还要好的抗氧化剂。

不幸的是，褪黑素水平会随着年龄的增长而下降。因此，年龄增大后，卵巢的氧化应激损伤明显增加。2017年和2018年，两组研究人员均发现，卵泡内褪黑素水平与卵巢储备标志物之间存在显著相关性。

褪黑素水平较高的女性其抗缪勒管激素水平较高，未成熟的卵泡数量较多。此外，褪黑素水平与体外受精—胚胎移植治疗的成功率存在相关性（褪黑素水平较高的女性在体外受精—胚胎移植治疗中获卵数多、胚胎质量高）。

褪黑素水平低可能是大龄女性不孕的原因之一。值得庆幸的是，褪黑素水平是可以人为调节的。有明确的证据表明，补充褪黑素可以恢复卵子内部的抗氧化防御系统，从而提高卵子质量。

在过去20年间，大量动物实验表明，褪黑素有助于卵子发育成熟并形成高质量的胚胎。医生们就此推断，褪黑素可以改善体外受精—胚胎移植治疗过程中女性的卵子质量和胚胎质量。于是，研究者们开始了人类临床试验。

在一项为接受体外受精—胚胎移植治疗的女性补充褪黑素的早期研究中，研究人员发现，褪黑素降低了卵巢氧化应激水平，减轻了细胞氧化损伤。这一发现揭示了褪黑素应用的光明前景。随后的研究还发现，褪黑素不仅可以减轻氧化损伤，还能改善卵子和胚胎质量。

在田村弘史博士主持的一项研究中，9名女性在体外受精—胚胎移植治疗期间接受了褪黑素治疗。研究人员将治疗前与治疗后的卵子质量进行了对比，结果发现，在接受褪黑素治疗后，她们的卵子质量得到了明显提升，平均有65%的卵子可发育成高质量胚胎，之前的治疗周期中这一比例仅为27%。

接下来，研究人员研究了褪黑素对体外受精—胚胎移植治疗实际妊娠率的影响，以确定褪黑素是否真的能够增加受孕概率。为此，田村博士和一些日本医生进行了一项开创性的临床研究，这项研究的受试者是115名有体外受精—胚胎移植治疗失败史和存在低受精率情况的女性。在进行新的体外受精—胚胎移植治疗前，研究人员给约一半的受试者服用了褪黑素。结果发现，服用褪黑素的女性受精率比此前的周期高得多，有近20%成功受孕。相比之下，未服用褪黑素的女性受精率没有发生变化，受孕概率只有10%。

田村博士称："我们开展的这项研究是首个应用褪黑素治疗不孕症的临床研究。虽然研究结论有待进一步验证，但我们相信，褪黑素治疗有可能为因为卵母细胞质量差而无法受孕的女性提供一个提升卵母细胞质量的有效方法。"

目前，褪黑素补充剂在改善卵子质量方面的作用已被一系列研究所证实，其中包括双盲安慰剂对照研究。这些研究表明，补充褪黑素可以获得更多高质量的卵子和胚胎，或者在治疗中提高妊娠率，或者两者兼有。对于因卵子质量不佳或卵巢储备功能不良而导致治疗失败的女性，补充褪黑素的效果尤其显著。

褪黑素与子宫内膜异位症

如果你存在因子宫内膜异位症而导致的生育问题，那么，服用褪黑素除了能提高卵子质量外，还能为你带来其他益处。一项随机双盲安慰剂对照研究发现，子宫内膜异位症女性补充相对大剂量（每天10mg）的褪黑素8周后，来月经时的疼痛感可降低约40%；此外，褪黑素还能改善睡眠质量，显著减少患者对止痛药的需求。动物实验发现，褪黑素可以缩小子宫内膜异位病灶。

褪黑素不止对接受体外受精—胚胎移植治疗的女性有效

过去，褪黑素被认为是一种仅对接受体外受精—胚胎移植治疗的女性生育有帮助的营养素。当本书于2014年首次面世时，我并不建议自然受孕的女性服用褪黑素，因为它可能对排卵周期的激素分泌调控产生影响。但在体外受精—胚胎移植治疗中，需要使用大剂量的激素来人工控制排卵周期，此时，排卵不再受自身激素的精密调控。对于即将接受体外受精—胚胎移植治疗的女性而言，服用褪黑素对于提高卵子质量作用极大，以至于对激素的微弱影响都显得无关紧要了。但对于希望自然受孕的女性来说，情况可能正好相反。这种情况下，褪黑素对排卵的干扰作用明显大于患者在抗氧化方面的获益。

但凡事都有例外。最新研究表明，褪黑素可能对某些尝试自然受孕的女性有帮助。具体来说，褪黑素可能有助于多囊卵巢综合征女性体内调节排卵的激素的产生。2018年发表的一篇研究报告指出，40多名多囊卵巢综合征患者在接受褪黑素治疗6个月后，绝大部分患者的激素水平得到了纠正，95%的患者月经周期得以恢复。这对提高多囊卵巢综合征患者的生育能力是非常有好处的。

研究人员认为，褪黑素在多囊卵巢综合征患者中的作用似乎与胰岛素无关，因此，它可以作为一种补充治疗措施与其他以胰岛素为中心的治疗措施联合使用，例如褪黑素和肌醇联合使用（详见下一章）。已有研究表明，褪黑素和肌醇联合使用对于多囊卵巢综合征患者效果非常明显，而且它们对提升卵子和胚胎的质量也有协同效应。

如何补充褪黑素

如今，一些生殖医学中心会向准备接受体外受精—胚胎移植治疗的女性推荐褪黑素补充剂，特别是在患者存在卵子质量不佳的情况下。

褪黑素的一般推荐剂量为每天3mg，睡前服用。

目前，我们尚不清楚体外受精—胚胎移植治疗前应该从何时开始补充褪黑素。过去，医生们建议在取卵前几周或开始注射促排卵药时开始服用。有证据表明，短期服用褪黑素对提高受精率和优质胚胎率也有好处。

但更早服用褪黑素可能也有好处。2017年发表的一篇研究报告指出，受试者在体外受精—胚胎移植治疗周期前的那次月经周期第5天开始补充褪黑素，其对卵子质量的影响非常明显；另外，与安慰剂组相比，服用褪黑素的女性优质胚胎率提高了1倍。（但这项研究的样本量太小，无法证明补充褪黑素是否可以提高妊娠率。）

根据这项研究的结果，以及我们对卵子发育的了解，我们建议女性考虑在取卵前至少1个月开始服用褪黑素。和其他旨在提高卵子质量的营养素一样，生殖医学中心的专家一般建议患者在取卵前一天停止服用褪黑素。

褪黑素的不良反应包括白天嗜睡、头晕、易怒和抑郁加重。如果出现这些不良反应，可以减小服用剂量。

如果你买不到褪黑素补充剂，可以使用酸樱桃浓缩果汁或酸樱桃补充剂作为替代品。这种特殊的樱桃富含少量的褪黑素以及其他有益的抗氧化剂。

其他助孕抗氧化剂

如果你不希望采用体外受精—胚胎移植治疗，那么褪黑素可能并不适合你。此时，你可以补充一些其他抗氧化剂。虽然这些抗氧化剂的功效尚未得到研究的证实，但可以考虑将其中一种添加到你的营养素补充方案中。如果你正在准备接受体外受精—胚胎移植治疗，并且特别担心你的卵子质量，可以联合使用褪黑素和其他抗氧化剂。

维生素E

维生素E是一种脂溶性抗氧化剂。研究表明，维生素E对提高卵子质量具有一定的作用。一项人类研究对比了维生素E和褪黑素在降低卵泡自由基损伤方面的功效，结果发现两种营养素都很有效，但如果希望在抗自由基损伤方面取得相同功效，维生素E的服用量要达到褪黑素的200倍才行。也就是说，600mg的维生素E才与3mg的褪黑素功效相当。

上面的这项研究使用的维生素E剂量很大，大约是最大日建议量的2倍。为了便于理解，维生素E补充剂的计量单位一般采用"IU"，600mg维生素E相当于900 IU。一般孕期复合营养素中维生素E的含量为每粒（片）30 ~ 60 IU，普通维生素E补充剂的剂量为每粒（片）400 IU。

虽然维生素E是一种非常安全的营养素，但欧洲食品安全管理局指出，成年人维生素E的日摄入量不应超过300mg（相当于450 IU），因为大剂量的维生素E会略微增加出血风险，从而导致患者的死亡率小幅升高。

科罗拉多生殖医学中心是美国的顶级体外受精—胚胎移植治疗中心。该中心建议，准备接受体外受精—胚胎移植治疗的女性维生素E的补充量应为每天200 IU。研究表明，每天补充400 IU维生素E可能对机体健康不利。科罗拉多生殖医学中心还警告称，服用阿司匹林的患者应避免服用维生素E，因为后者会加强阿司匹林的抗凝作用。

虽然单独补充维生素E可能不足以显著改善卵子质量，但哪怕是特别微不足道的改善也是有益的。

2014年，伊丽莎白·鲁德博士与匹兹堡大学、埃默里大学和达特茅斯医学中心的研究人员共同发表了一篇研究报告。报告指出，维生素E补充剂对不明原因不孕患者特别有效。这项研究共纳入400多例不明原因不孕并试图通过宫内人工授精和体外受精—胚胎移植治疗而受孕的女性，结果发现，35岁以上的女性补充维生素E可缩短受孕时间。

虽然上述结论还有待更多的研究进行验证，但专家们认为，维生素E可以帮助改善女性因年龄增长而出现的抗氧化能力下降。如果你认为孕期复合营养素中所含的维生素E太少，不足以满足你的需求，那么请谨慎选择维生素E补充剂，以确保每日总剂量不超过200 IU。

除了上述作用，维生素E还可以促进子宫内膜发育，从而为胚胎移植打下基础。因此，建议你在取卵后到胚胎移植期间继续服用维生素E。

维生素C

维生素C是一种水溶性抗氧化剂。动物实验表明，维生素C和维生素E都可以在一定程度上预防衰老引起的卵巢功能减退。另有研究表明，维生素C的一种衍生物可以提高猪胚胎的质量。但在人类研究中，仅有有限的证据表明补充维生素C能够提高女性的生育能力。

其中一项研究是鲁德博士在2014年开展的。研究结果表明，对于体重正常的女性和35岁以下的女性而言，补充维生素C有助于缩短受孕时间。但这并不意味着维生素C对大龄女性或超重女性没有作用，因为本研究所使用的维生素C剂量比较小。

2018年，研究人员针对接受体外受精—胚胎移植治疗的患有子宫内膜异位症的女性开展了维生素C补充剂随机对照试验。受试者被随机分为两组，一组在接受体外受精—胚胎移植治疗前2个月每天服用1000mg维生素C，另一组则不服用。结果发现，维生素C组胚胎质量和妊娠率均显著高于对照组。但这项研究的样本量比较小。

维生素C的补充量一般为每天500mg，子宫内膜异位症患者的补充量可为每天1000mg。

α–硫辛酸

α–硫辛酸也具有很好的抗氧化作用，有益于提高卵子质量。人体本身可以产生α–硫辛酸，它是一种罕见的同时具有水溶性和脂溶性的抗氧化剂。相比之下，维生素C和维生素E分别只具有水溶性或脂溶性，因此作用会受到限制。

α–硫辛酸天然存在于线粒体中，能够帮助线粒体产生能量。动物实验发现，α–硫辛酸可以保护线粒体免受衰老的影响。还有研究发现，服用α–硫辛酸补充剂后，人体血液中总的抗氧化剂水平显著增加，抗氧化酶的活性也随之升高。

还有一些证据表明，α-硫辛酸可以提高生育能力。例如，实验室研究发现，α-硫辛酸能够促进卵子成熟，提高胚胎的生存能力。

α-硫辛酸还可以提高精子质量。在一项随机双盲安慰剂对照研究中，男性连续12周每天服用600mg α-硫辛酸，结果受试者的精子计数、精子密度和精子活力均有显著改善。

α-硫辛酸是一种极为有效的抗氧化剂，能够帮助被氧化后失去活性的辅酶Q_{10}、维生素C和维生素E重新转化为具有活性的抗氧化剂。此外，α-硫辛酸还有助于提高谷胱甘肽水平。

在提高女性生育力方面，α-硫辛酸对多囊卵巢综合征患者的作用尤其明显。研究人员发现，联合服用α-硫辛酸和肌醇比单独服用肌醇效果要好，在体外受精—胚胎移植治疗中可以帮助女性获得更多优质胚胎。

2017年发表的一篇研究报告指出，多囊卵巢综合征患者经过6个月的α-硫辛酸和肌醇联合治疗后，特异性激素异常情况得到缓解。另一项研究显示，多囊卵巢综合征患者连续16周每天2次补充600mg α-硫辛酸和肌醇后，胰岛素敏感性得到了改善，排卵也恢复了正常。

在生育方面，尽管大多数有关α-硫辛酸的人类研究都集中在精子质量和多囊卵巢综合征上，但α-硫辛酸的作用机制表明，当卵子质量出现问题时补充α-硫辛酸也应当是有益的。这是因为作为一种功能强大的抗氧化剂，α-硫辛酸可以为线粒体产生能量提供支持。

α–硫辛酸还可以减轻炎症，因此对子宫内膜异位症或习惯性流产患者非常有益。研究发现，炎症可能是子宫内膜异位症引起不孕的主要原因之一，炎症还可能是造成不明原因流产的主要原因。

α–硫辛酸的安全性与不良反应

临床研究并未发现α–硫辛酸存在显著的不良反应。α–硫辛酸引起的最主要不良反应是恶心，但即使剂量达到每天600mg，这种不良反应仍非常罕见。

有研究称，α–硫辛酸可能会降低甲状腺激素水平。因此，如果你存在甲状腺问题，在服用α–硫辛酸补充剂之前请务必咨询医生。α–硫辛酸还能提高糖尿病患者的血糖水平。因此，如果你有糖尿病，应在服用α–硫辛酸期间严密监测血糖水平。作为应对措施，医生可能会加大你的降糖药用量。

α–硫辛酸的剂量与剂型

α–硫辛酸的日推荐补充量为400 ～ 600mg（多囊卵巢综合征患者可每天服用1200mg）。如果你购买的是R–α–硫辛酸，那么每天服用200 ～ 300mg就够了，因为R–α–硫辛酸是一种更容易吸收的形态，而且可在人体中合成。

如果你购买的α–硫辛酸补充剂并未标明是"R"式，那么其成分可能是50%的R–α–硫辛酸加50%的R–α–硫辛酸对映异构体。这种形式的α–硫辛酸功效偏低，服用量相对较大，出现胃部不适的概率要高一些。

α-硫辛酸空腹服用吸收率高，一般建议在饭前30分钟或饭后2小时服用。如果你不方便空腹服用，或者空腹时服用出现恶心或烧心等不适，也可以随餐服用，只是这样吸收率会低一些（低20% ~ 30%）。

关于有效成分R-α-硫辛酸的每日服用量，容易出现胃部不适者可每次100mg，每天2 ~ 3次，随餐服用；其他人群，可每次200mg或300mg，每天1次，空腹服用。

N-乙酰半胱氨酸

N-乙酰半胱氨酸也有益于提高卵子质量和生育能力。作为一种抗氧化剂，N-乙酰半胱氨酸能够增强谷胱甘肽的活性。谷胱甘肽是细胞内的另一种抗氧化剂。此外，N-乙酰半胱氨酸可作为对乙酰氨基酚中毒时的解毒剂。

N-乙酰半胱氨酸与多囊卵巢综合征

目前已有一系列随机双盲安慰剂对照研究的结果表明，补充N-乙酰半胱氨酸可以使多囊卵巢综合征患者恢复排卵，改善卵子和胚胎质量，提高妊娠率，降低流产率。在一项临床试验中，服用N-乙酰半胱氨酸和促排卵药枸橼酸氯米芬5天的多囊卵巢综合征患者中有21%最终成功受孕，而安慰剂组的这一数据只有9%。

N-乙酰半胱氨酸在多囊卵巢综合征以外的应用

作为一种支持排毒的抗氧化剂，N-乙酰半胱氨酸可以消除衰老和氧化应激对卵子质量的影响。

在一项研究中，准备接受体外受精—胚胎移植治疗的女性被随机分到安慰剂组和N-乙酰半胱氨酸组。研究结果显示，N-乙酰半胱氨酸组的女性获卵数较多，妊娠成功率较高，卵泡内同型半胱氨酸的水平则较低。

如果N-乙酰半胱氨酸能够降低卵泡中的同型半胱氨酸水平，这将对不孕症的治疗具有重要意义，因为同型半胱氨酸水平升高与不孕症的一系列直接成因有关。同型半胱氨酸对卵细胞的发育极其有害，因为它会对线粒体造成损伤。叶酸之所以能提高女性的生育能力，就是因为它可以帮助排出同型半胱氨酸。N-乙酰半胱氨酸是除叶酸之外的另一种可促进机体排毒的重要工具，可以间接地为卵子发育的能量供应提供支持。

N-乙酰半胱氨酸对与高水平同型半胱氨酸相关的危险因素特别有效，如叶酸代谢基因变异、卵巢功能早衰等。

N-乙酰半胱氨酸预防流产

由于N-乙酰半胱氨酸可以减轻炎症、降低同型半胱氨酸水平，因此，N-乙酰半胱氨酸有可能降低流产风险。

上述结果是在一组不明原因流产的女性每天服用合成叶酸的同时加服600mg N-乙酰半胱氨酸的情况下观察到的。研究人员将采用N-乙酰半胱氨酸与合成叶酸联合治疗的受试者的受孕结果与仅服用合成叶酸的受试者的受孕结果进行了对比，结果发现，联合治疗组的流产率明显较低。最终，采取联合治疗的女性，其妊娠率是对照组的2倍。

另一项研究表明，N-乙酰半胱氨酸能够使多囊卵巢综合征患者的流产率降低60%。

N-乙酰半胱氨酸与子宫内膜异位症

N-乙酰半胱氨酸对子宫内膜异位症患者也特别有帮助。一项最新研究发现，N-乙酰半胱氨酸有助于消除子宫内膜异位症对卵子质量的不良影响。意大利的研究人员发现，子宫内膜异位症患者服用N-乙酰半胱氨酸后，疼痛和囊肿得到了改善。

N-乙酰半胱氨酸的安全性与不良反应

目前，N-乙酰半胱氨酸已是一种被广泛接受的营养素。N-乙酰半胱氨酸的不良反应非常罕见，个别患者在接受大剂量N-乙酰半胱氨酸注射时会发生过敏反应，部分患者在服用后会出现恶心、腹泻和腹痛等胃肠道不适。如果出现上述不良反应，建议停用，改用其他抗氧化剂。

N-乙酰半胱氨酸的用量

临床试验中，受试者一般连续几个月每天服用600mg N-乙酰半胱氨酸。但在多囊卵巢综合征的相关研究中，N-乙酰半胱氨酸的用量一般为每天1200mg，连用5天。以我们对卵子质量和卵子发育所需时间的了解，在条件允许的情况下，应尽可能采用长期、小剂量的补充形式。

N-乙酰半胱氨酸与乙酰左旋肉碱

乙酰左旋肉碱也是一种抗氧化剂，有些人常把它与N-乙酰半胱氨酸混淆。实际上，它们是两种完全不同的物质。

肉碱（包括左旋肉碱和乙酰左旋肉碱）常用作运动或减肥营养素，因为它有助于将脂肪转化为能量。研究表明，肉碱补充剂还有助于提高精子质量。但肉碱对卵子质量的影响目前尚不明确。

在女性生育能力方面，特别是在多囊卵巢综合征的相关研究中，迄今为止的绝大部分研究都集中在左旋肉碱上。有研究发现，左旋肉碱能够帮助多囊卵巢综合征患者减轻体重、调节胰岛素水平、恢复排卵、促进卵子发育成熟且能提高受孕概率。此外，研究人员发现，多囊卵巢综合征患者体内的左旋肉碱水平明显偏低。因此，如果你是多囊卵巢综合征患者，那么，左旋肉碱应该纳入你的营养素补充方案。

对于非多囊卵巢综合征患者，目前尚无充分证据表明使用左旋肉碱或乙酰左旋肉碱是否有效。虽然大部分动物实验表明，左旋肉碱可对雌性动物的生育能力带来有益影响，但也有部分研究的结论与此恰恰相反。2017年发表的一篇研究报告指出，左旋肉碱有助于提高人类胚胎质量。但据此断定这种营养素对女性生育有益还为时过早。相对而言，左旋肉碱对男性生育有益的证据就显得有力很多（详见第14章）。

结　论

很多专家认为，氧化应激是导致卵巢早衰的主要机制。为了预防氧化应激对卵子的损伤，活性氧分子（如自由基）必须始终受到抗氧化剂的抑制。但对于大龄不孕、子宫内膜异位症、多囊卵巢综合征或不明原因不孕的女性来说，机体的天然氧化防御系统可能已经受损，经检查确诊后，需要额外补充抗氧化剂。

应该补充什么样的抗氧化剂取决于你所面临的生育挑战。一般来讲，选择2～3种抗氧化剂是合理的。建议你选择那些最有可能帮你解决具体问题的抗氧化剂。下面列出了各种备选方案，针对各种疾病的具体营养素补充示例请参阅第12章。

- 褪黑素

  ☆适应证：体外受精—胚胎移植治疗、多囊卵巢综合征。

  ☆推荐剂量：每天3mg，睡前服用。

- 维生素E

  ☆适应证：不明原因不孕、大龄不孕、胚胎移植前。

  ☆推荐剂量：每天200 IU。

- 维生素C

  ☆适应证：不明原因不孕、大龄不孕、子宫内膜异位症。

  ☆推荐剂量：每天500～1000mg。

- α-硫辛酸

  ☆适应证：多囊卵巢综合征、大龄不孕、卵巢储备功能不良、习惯性流产、子宫内膜异位症、其他自身免疫性疾病。

☆推荐剂量：每天200～300mg R-α-硫辛酸（或600mg 标准α-硫辛酸）。

· N-乙酰半胱氨酸

☆适应证：多囊卵巢综合征、大龄不孕、卵巢储备功能不良、MTHFR基因变异、习惯性流产。

☆推荐剂量：每天600mg。

抗氧化剂通常应在取卵前不久（适用于体外受精—胚胎移植治疗）或孕检结果呈阳性时停止服用。如果你借助体外受精—胚胎移植治疗受孕，那么胚胎移植前继续服用维生素E是有益的（详见第11章）。

第 **8** 章

Myo-肌醇与恢复排卵

有时候问题看起来很复杂，但答案却很简单。

——瑟斯

适用于初级、中级和高级助孕方案

Myo-肌醇对患有多囊卵巢综合征或胰岛素抵抗的女性恢复排卵和改善卵子质量特别有效。某些情况下，即使你没有患多囊卵巢综合征，补充Myo-肌醇也是有帮助的，特别是在你之前进行体外受精—胚胎移植治疗时许多卵子都不成熟、有不明原因习惯性流产史或排卵不规律的情况下。

不适用情形

不少研究表明，Myo-肌醇是一种安全的营养素，使用Myo-肌醇很少发生或几乎没有不良反应。但如果你患有精神分裂症或双相情感障碍，应该慎用Myo-肌醇，因为这种营养素从理论上讲可增加躁狂症的发生风险。

何谓Myo-肌醇

Myo-肌醇是一种天然糖分子，存在于多种食物中，如水果、蔬菜、谷物和坚果。Myo-肌醇是一种B族维生素（维生素B_8），但它不属于必需维生素，因为人体可以通过葡萄糖合成Myo-肌醇。Myo-肌醇在人体内扮演着多种角色。

最近，Myo-肌醇成了一种备受推崇的助孕营养素。其实，有关它对卵子质量影响的研究早在多年前就已经开始了。2002年，托尼·邱博士和香港的一些研究人员率先发表了研究结果，他们认为Myo-肌醇与卵子质量和胚胎质量直接相关。他们对53名接受体外受精—胚胎移植治疗的女性每个卵泡内的Myo-肌醇含量进行了检测，并分析了卵泡内Myo-肌醇的含量与卵子质量和卵子受精率的关系。结果表明，成熟卵子的卵泡内Myo-肌醇水平较高，这些卵子后来也能够成功受精。而且，卵泡内Myo-肌醇水平高与胚胎质量高之间存在显著的相关性。

邱博士对Myo-肌醇的研究其实是受到了早期研究的启发。

这些早期研究显示，Myo-肌醇是一种名为"肌醇磷脂"的重要信号分子的前体。这种信号分子能够传递信息，从而调节细胞内（包括发育中的卵子内）的很多生物活动。

Myo-肌醇与卵子质量之间的关联，使研究人员联想到一种可能性——也许补充Myo-肌醇可以提高体外受精—胚胎移植治疗的成功率。这一设想需要经过多年验证，但目前已有确凿证据表明，补充Myo-肌醇可以提高生育能力，至少对于有多囊卵巢综合征或胰岛素抵抗的女性来说是这样（下文将进一步讨论）。

那么，Myo-肌醇对非多囊卵巢综合征患者是否有效呢？对于非多囊卵巢综合征或胰岛素抵抗的女性，Myo-肌醇的价值目前尚未确定。到目前为止，有关Myo-肌醇对非多囊卵巢综合征患者影响的研究非常少，取得的结果也乏善可陈。在一项早期研究中，医生给未患多囊卵巢综合征的女性服用Myo-肌醇3个月，然后再让其接受体外受精—胚胎移植治疗。结果发现，Myo-肌醇似乎反而使成熟卵子和胚胎的数量减少了。虽然Myo-肌醇组的着床率和妊娠率略高于安慰剂组，但由于该研究的规模太小，所以这种差异是否真实存在还不能下结论。

另有一项类似的研究，研究对象也是非多囊卵巢综合征的不孕女性，她们之前都有体外受精—胚胎移植治疗失败史，并被归为"低反应人群"。结果在补充Myo-肌醇后，她们获得的成熟卵子数显著增加。此外，优质胚胎数、着床率和妊娠率在补充Myo-肌醇后也有小幅上升。

上述证据虽然还不足以证明对于一般女性来说补充肌醇

是个合理选择，但是基于下文在多囊卵巢综合征患者中进行的研究所取得的证据，一般女性在符合以下条件时还是可以考虑补充Myo-肌醇的：

·此前进行体外受精—胚胎移植治疗时有很多卵子未发育成熟；

·存在胰岛素抵抗；

·月经不规律或者周期较长（大于30天）；

·存在与多囊卵巢综合征相关的激素紊乱（如睾酮或抗缪勒管激素水平升高等）。

你将在后面看到，Myo-肌醇可能在某些情况下具有预防流产的作用。

Myo-肌醇与多囊卵巢综合征

为了理解为什么Myo-肌醇对多囊卵巢综合征患者如此有益，我们需要理解激素失衡的根本原因。30多年来，医生们一直认为多囊卵巢综合征与胰岛素抵抗有关，即便是体重正常的女性也是如此。胰岛素抵抗可通过影响卵巢的激素水平（如使睾酮水平升高）导致多囊卵巢综合征患者不孕。

基于这一认识，人们已经使用多种药物来提高人体对于胰岛素的敏感性，从而达到治疗多囊卵巢综合征的目的。这些药物可以令细胞对胰岛素信号更加敏感，促使其从血液中吸收更多的葡萄糖，从而更好地控制血糖水平，并降低血浆胰岛素水平。例如，二甲双胍已广泛用于改善多囊卵巢综合征患者和糖尿病患者的血糖控制。

服用二甲双胍之所以能够提高多囊卵巢综合征患者的生育能力，是因为它可以使血浆胰岛素水平恢复正常，使生殖激素重新达到平衡并恢复排卵。但二甲双胍可产生一些明显的不良反应，如恶心和呕吐。

因此，科学家们开始寻找可以改善多囊卵巢综合征患者胰岛素敏感性的替代方案。后来，他们关注到了Myo-肌醇。目前已知肌醇家族中的一些分子可参与胰岛素功能和糖代谢。此外，多囊卵巢综合征患者通常缺乏Myo-肌醇。而邱博士的实验帮助我们得出了结论，实验结果显示，卵泡中的Myo-肌醇浓度与卵子质量呈高度正相关。

研究人员认为，多囊卵巢综合征患者出现胰岛素抵抗的原因之一，可能是她们的肌醇合成能力受损。Myo-肌醇补充剂可以缓解上述问题，使血浆胰岛素水平恢复正常，并将处于发育期的卵子内的Myo-肌醇恢复至正常水平。

如今，许多研究都得出了结论，即服用Myo-肌醇补充剂对多囊卵巢综合征患者确实有益。2007年发表的一篇研究报告称，25名不孕病程在1年以上、每年的月经周期少于6次并且确诊不孕的原因是排卵障碍的多囊卵巢综合征患者在服用Myo-肌醇补充剂6个月后，72%的患者开始正常排卵，超过50%的患者成功受孕。

后来的几项研究也得出了类似的结果。其中一项研究为了最大限度地降低偏倚和安慰剂效应的影响，采用双盲模式，即医生对患者服用的是Myo-肌醇还是安慰剂不知情，患者对自己服用的是什么也不知情。研究结果显示，服用Myo-肌醇的女性，近70%的人有排卵，而这一比例在安慰剂组中只有21%。

研究表明，恢复排卵和提升自然受孕概率只是Myo-肌醇功效的一部分。在更加精细的层面上，医生在体外受精—胚胎移植治疗期间，更加直观地了解到Myo-肌醇对多囊卵巢综合征患者卵子质量和胚胎质量的积极影响。

在首个发现这种积极影响的体外受精—胚胎移植研究中，受试者在体外受精—胚胎移植治疗的当天开始补充Myo-肌醇。与对照组相比，Myo-肌醇增加了受试者获取的卵子中成熟卵子的比例，减少了未成熟和退化卵子的比例；此外，因卵巢过度刺激而取消移植周期的情况也很少。

越早补充Myo-肌醇，对多囊卵巢综合征患者的体外受精—胚胎移植结果影响越明显。在一项双盲研究中，医生们给受试者每天服用2次、每次2g的Myo-肌醇和合成叶酸，连续服用3个月，并与仅服用合成叶酸的女性进行比较。结果显示，在接受体外受精—胚胎移植治疗时，采取Myo-肌醇与合成叶酸联合治疗的女性比单独服用叶酸者成熟卵泡数多、获卵数多、未成熟卵子数少。有趣的是，这项研究还发现，采取联合治疗的女性优质胚胎率比仅补充合成叶酸的女性要高得多，前者为68%，后者只有29%。

简而言之，Myo-肌醇似乎可以改善多囊卵巢综合征患者的卵子发育情况和胚胎质量，降低胰岛素抵抗，并改善血糖控制情况。而且，Myo-肌醇的受益对象不仅仅是胰岛素敏感性差的女性。意大利的研究人员于2011年发表的一篇研究报告显示，胰岛素敏感性正常的多囊卵巢综合征患者采用Myo-肌醇进行治疗后，在接受体外受精—胚胎移植治疗时，卵子和胚胎质量都得到了提升。

Myo-肌醇与妊娠期糖尿病

如果你是多囊卵巢综合征患者，服用Myo-肌醇的另一个好处是，可以降低妊娠期糖尿病的发生风险。妊娠期糖尿病表现为妊娠期血糖水平升高，这在多囊卵巢综合征患者中非常常见。

2012年，研究人员发现，多囊卵巢综合征患者在补充Myo-肌醇后患妊娠期糖尿病的风险明显降低（患病率仅为17%），而未补充Myo-肌醇的女性妊娠期糖尿病的患病率高达54%。其他几项临床试验也得出了类似的结果。2015年，考科蓝机构在回顾之前的研究后得出结论：Myo-肌醇确实对降低妊娠期糖尿病的发病率有潜在益处。因此，如果你是多囊卵巢综合征患者，或存在患妊娠期糖尿病的其他危险因素，可向医生咨询是否需要在妊娠期继续服用Myo-肌醇。

Myo-肌醇与习惯性流产

对于习惯性流产的女性，补充Myo-肌醇还有预防流产的作用。研究发现，习惯性流产的女性同时伴有胰岛素抵抗的比例很高。研究显示，胰岛素抵抗在习惯性流产女性中的比例是普通人群的3~4倍。

从理论上讲，如果胰岛素抵抗可以增加流产的发生风险，那么服用可以改善胰岛素抵抗的营养素（如Myo-肌醇）可以降低流产的发生风险。为了确定是否存在胰岛素抵抗，你可以去医院进行葡萄糖耐量试验。

Myo-肌醇的安全性、不良反应与剂量

Myo-肌醇是一种极为安全的补充剂，即使每天服用12g（建议补充量的3倍）也只会引起轻微的胃肠道症状（如恶心）。Myo-肌醇的建议补充为每天4g，分2次服用，早晚各1次。该剂量相当于人体每天自然产生的肌醇量。在最理想的情况下，Myo-肌醇应至少在接受体外受精—胚胎移植治疗前3个月开始服用。至于何时停用，你可以咨询医生。为了预防妊娠期糖尿病，许多医生建议多囊卵巢综合征患者在妊娠期应继续服用Myo-肌醇。

D-手性肌醇的功效

D-手性肌醇是与Myo-肌醇类似的化合物，常用于提高多囊卵巢综合征患者的生育能力。但是，大剂量使用D-手性肌醇会产生相反的效果，即卵子的数量和质量双双下降。不幸的是，这种不利影响并不广为人知。早期研究显示，D-手性肌

醇可能对人体有益。但最新研究却发现，这种补充剂可能弊大于利。在此仅举一个例子，一项研究发现，与安慰剂组相比，服用D–手性肌醇的多囊卵巢综合征患者，卵子和优质胚胎数量更少。

如今，研究人员正在探究D–手性肌醇对多囊卵巢综合征患者可能有害的原因。在人体内，有一种酶负责协调Myo–肌醇与D–手性肌醇，以将二者的比例维持在正常水平。在肝脏和肌肉中，Myo–肌醇与D–手性肌醇的比例应为40∶1；在卵巢中，二者之比约为100∶1。

这两种物质结构非常相似，但其在卵巢中的作用却不相同。Myo–肌醇可支持促卵泡激素的功能，而D–手性肌醇却支持睾酮生成。在多囊卵巢综合征患者体内，Myo–肌醇向D–手性肌醇的转化可能过度活跃，从而使Myo–肌醇水平下降，导致睾酮分泌过剩。这会使卵子质量变差，这就解释了为什么Myo–肌醇可以改善卵子质量，而D–手性肌醇只会令问题更严重。

一些时下热门的助孕Myo–肌醇补充剂均含有少量D–手性肌醇。掺入D–手性肌醇的初衷是模拟这两种肌醇在人体内40∶1的比例。研究表明，这种复合补充剂可以改善多囊卵巢综合征患者的代谢机能和排卵，但目前有更多的证据表明，单独服用Myo–肌醇效果更好。

结　论

如今，常规的建议是多囊卵巢综合征患者应补充Myo-肌醇，因为这种补充剂可以帮助恢复排卵功能，改善卵子质量，并且能预防妊娠期糖尿病的发生。因此，如果你是多囊卵巢综合征患者，连续几周或几个月每天补充Myo-肌醇会非常有用。对于无排卵或有胰岛素抵抗的女性，补充Myo-肌醇可以改善生育能力。此外，Myo-肌醇还可能降低与胰岛素抵抗相关的流产风险，但这一点尚需进一步研究的支持。

第 **9** 章

脱氢表雄酮治疗
卵巢储备功能不良

别轻易灰心，因为开锁的往往是钥匙串上的最后一把钥匙。

——佚名

适用于高级助孕方案

如今，对于卵巢储备功能不良的女性或大龄不孕女性，在接受体外受精—胚胎移植治疗前，医生大多会使用脱氢表雄酮来治疗。虽然学界对脱氢表雄酮的看法尚未统一，但研究表明，脱氢表雄酮可以提高卵子的数量和质量；此外，脱氢表雄酮还可以通过增加染色体正常卵子的比例来降低流产的发生风险。

不适用情形

虽然市售的脱氢表雄酮为非处方类营养素，但实际上它是一种激素。因此，在服用脱氢表雄酮前，请务必咨询生殖医学专家。另外，脱氢表雄酮会与某些药物发生相互作用，因此，一般不建议多囊卵巢综合征患者或有激素敏感型癌症史的人服用。还有就是，脱氢表雄酮在子宫内膜异位症患者中的作用尚未经过广泛研究验证。

脱氢表雄酮为何被用于体外受精—胚胎移植治疗

使用脱氢表雄酮治疗卵巢储备功能不良始于一位女性。她是纽约一家体外受精—胚胎移植门诊收治的患者。虽然年龄已经超过40岁，但她仍然在坚持不懈地寻找各种可以提高受孕概率的手段。后来，她发现一篇有关脱氢表雄酮在体外受精—胚胎移植治疗期间可以提高获卵数的文献，于是开始服用这种补充剂。结果令人十分震惊，以至于她就诊的门诊很快成为使用脱氢表雄酮来改善体外受精—胚胎移植治疗结局的先行者。

几年后，脱氢表雄酮成了接受体外受精—胚胎移植治疗的患者为提高卵子与胚胎的数量和质量的常用药物。权威生殖医学专家诺伯特·格莱谢尔博士说："脱氢表雄酮的应用使得大龄女性以及卵巢早衰的年轻女性的不孕症治疗发生了革命性变化。"

何为脱氢表雄酮

脱氢表雄酮是由肾上腺和卵巢分泌的一种激素前体。脱氢表雄酮对卵泡的早期发育至关重要。如果由于某种原因导致肾上腺无法分泌足够的脱氢表雄酮，卵子就很难度过早期发育阶段，这会导致卵泡数量少、激素（如抗缪勒管激素）水平低。激素水平低通常意味着卵巢储备功能不良或卵巢衰老。

脱氢表雄酮水平通常会随着年龄的增长而下降。人们认为，这是大龄不孕的原因之一。此外，患自身免疫性疾病的年轻女性，其体内脱氢表雄酮水平通常也较低。研究认为，自身免疫性疾病是造成年轻女性卵巢早衰的常见原因。因此，如果检测结果显示你的脱氢表雄酮水平很低，那么纠正这一问题将对你的生育能力带来巨大影响，可能增加你接受体外受精—胚胎移植治疗时的获卵数，并提高卵子质量。

脱氢表雄酮助孕功效的发现

人类生殖医学中心的生殖内分泌专家是使用脱氢表雄酮来提高生育能力的先行者。人类生殖医学中心是一家位于纽约的大型诊所，在治疗不孕，尤其是卵巢储备功能不良的大龄女性不孕方面成绩斐然。其采用脱氢表雄酮治疗不孕始于一名43岁的为提高卵子数量而不懈努力的女性。

这位女性在接受体外受精—胚胎移植治疗的第一个周期

内没有服用脱氢表雄酮，结果她只取出了1颗卵子，培养出1个胚胎。因此，医生劝她打消使用自身卵子做体外受精—胚胎移植治疗的念头。但她坚持使用自己的卵子，于是她开始大量阅读文献，试图找到可能有用的信息。

后来，她读到贝勒大学研究人员发表的一篇论文。论文中说，脱氢表雄酮可能对体外受精—胚胎移植治疗有益。在这项研究中，5名女性在服用脱氢表雄酮2个月后，卵子数量都有所增加。

读完这篇文献后，这名患者瞒着医生开始服用脱氢表雄酮补充剂。结果在接受第二次体外受精—胚胎移植治疗时，取出了3颗卵子，培养出3个胚胎。

令人惊讶的是，随着她继续服用脱氢表雄酮，她的卵子和胚胎的数量也逐渐增加。她兴奋地说："我终于找到问题所在了。"她的主治医生对此颇感惊讶，因为在她这个年纪，情况一般会越来越糟，而不是逐渐好转。在体外受精—胚胎移植治疗的第9个周期，这位患者成功培养出16个胚胎。

卵子数量的持续改善，表明脱氢表雄酮的有益影响是可以累积的。现在我们已经知道，这是因为脱氢表雄酮对于早期卵泡发育具有重要影响。

到了2011年，也就是采用脱氢表雄酮治疗首次取得非凡成果的6年之后，全球的生殖医学门诊几乎都开始向卵巢储备功能不良的女性推荐脱氢表雄酮补充剂。

脱氢表雄酮适用于哪些人群

大多数有关脱氢表雄酮的研究都集中在卵巢储备功能不良的女性身上。卵巢储备功能不良一般是由年龄增长造成的。女性在35岁以后，每个月募集的成熟卵泡数量开始下降。此时接受体外受精—胚胎移植治疗，经药物促排卵后获得的卵子数量也会下降。这成为35岁以上的女性体外受精—胚胎移植治疗成功率受限的一大因素。

一般来说，女性在40岁以后必然会出现卵巢储备功能不良。但是，卵巢储备功能不良有时也会在年轻女性中出现，这种情况被称为"卵巢早衰"。对于年轻女性来说，卵巢早衰可通过检测抗缪勒管激素水平进行诊断，这种激素能够反映早期可成熟卵泡数量。医生们还会通过超声检查来判断早期卵泡数量。抗缪勒管激素水平低或卵泡计数少（或者两者兼有）意味着卵巢储备功能不良可能已经出现。

患有卵巢储备功能不良的女性常常伴有卵巢低反应。所谓"卵巢低反应"，是指在进行体外受精—胚胎移植治疗时，卵巢对促排卵药物的反应低于预期，获卵数较少。

对于存在卵巢低反应、卵巢储备功能不良或卵巢早衰的女性，体外受精—胚胎移植治疗的成功率通常非常低。而且，这些女性常常因为无法获得足够的卵子而被迫取消该周期的治疗。鉴于这种类型的不孕很难治疗，因此，关于脱氢表雄酮的研究主要集中在这些特定人群。研究表明，脱氢表雄酮似乎可以解决问题，因为脱氢表雄酮能够增加体外受精—胚胎移植治疗中的获卵数。

基于当前的研究结论，生殖医学专家一般只会在你被诊断出卵巢储备功能不良、年龄超过40岁（有些门诊以35岁作为标准）或体外受精—胚胎移植治疗中多次获卵数不足的情况下才推荐你服用脱氢表雄酮。

脱氢表雄酮与体外受精—胚胎移植治疗

在首位患者身上观察到脱氢表雄酮的巨大功效后，人类生殖医学中心的专家进行了一项初步研究，以确定补充脱氢表雄酮是否能够让卵巢储备功能不良且体外受精—胚胎移植治疗时获卵数过少的女性同样获益。

该研究小组给25名计划接受体外受精—胚胎移植治疗的卵巢储备功能不良患者服用脱氢表雄酮补充剂。在体外受精—胚胎移植治疗周期结束后，研究人员将获卵数和胚胎数与每位女性此前的情况进行了比较，结果令人惊喜：服用脱氢表雄酮后，受试者的卵子数量与胚胎数量均有增加，卵子质量也得到了提升。

之后，人类生殖医学中心的研究小组又开展了一项规模较大的研究。在这项研究中，治疗组的卵巢储备功能不良患者接受了为期4个月的脱氢表雄酮治疗，然后，研究人员对其体外受精—胚胎移植治疗的结果与对照组的情况进行了比较。结果发现，脱氢表雄酮对卵子和胚胎的有益作用非常明显——治疗组的女性有28%成功受孕，对照组的这一数据只有10%。

后来，越来越多的研究结果显示，卵巢储备功能不良的女性在接受体外受精—胚胎移植治疗前服用脱氢表雄酮补充剂，可以大幅提高妊娠成功率。

2015年，考科蓝机构对上述研究进行了综述，并得出以下结论："我们考察了17项随机对照试验，共涵盖1496名受试者。除了2项试验外，其他试验中，参与试验的女性均对标准体外受精—胚胎移植治疗低反应。在这些随机对照研究中，研究人员将服用脱氢表雄酮的受试者与服用安慰剂或未服用任何补充剂或安慰剂的受试者的临床结果进行了对比，结果发现，提前服用脱氢表雄酮可以提高活产率和持续妊娠率。"

自此之后，更多的研究证据得出更加有力的结论。例如，2016年发表的一篇研究报告指出，补充脱氢表雄酮的女性妊娠率比对照组高得多。2018年开展的一项研究也得出了类似的结果。

由此，我们可以得出结论：在体外受精—胚胎移植治疗前，卵巢低反应者服用脱氢表雄酮可以显著提高受孕成功率。

脱氢表雄酮在体外受精—胚胎移植治疗外的应用

脱氢表雄酮似乎还可以增加自然受孕或接受宫内人工授精治疗女性的妊娠率。多伦多生殖医学中心的专家称，在接受宫内人工授精治疗前几个月服用脱氢表雄酮和枸橼酸氯米芬的女性，其妊娠率和活产率都较高：实验组的妊娠率和活产率分别为29.8%和21.3%，对照组则为8.7%和6.5%。

此外，研究人员还发现有相当一部分等待做体外受精—胚胎移植治疗的女性在服用脱氢表雄酮后成功自然受孕了。例如，意大利的研究人员在2013年发表了一篇论文称，39名卵巢低反应的年轻患者在服用脱氢表雄酮3个月后，其中10名女性无须接受体外受精—胚胎移植治疗即已受孕。

即使在40岁以上的女性身上，研究人员也观察到了类似的结果：在等待体外受精—胚胎移植治疗期间服用脱氢表雄酮的女性有21%自然受孕，而对照组的这一数据只有4%。虽然这一结果尚需进一步的研究来验证，但几家生殖医学门诊的个案报告都支持这一结果。一旦得到正式科学研究的进一步证实，这些报告和发现将表明脱氢表雄酮能够提高卵巢储备功能不良患者的生育能力，无论是通过体外受精—胚胎移植治疗、宫内人工授精治疗还是自然受孕。

脱氢表雄酮与流产

脱氢表雄酮似乎还能降低卵子染色体异常的发生率，从而有助于预防流产。位于纽约和多伦多的两家独立生殖医学门诊的研究显示，服用脱氢表雄酮可极大地降低接受体外受精—胚胎移植治疗女性的流产率。研究结果显示，与全美的体外受精—胚胎移植治疗结果相比，服用脱氢表雄酮的女性妊娠丢失率降低了50% ~ 80%，流产率下降至15%。

这一数据令人吃惊，因为卵巢储备功能不良患者的流产率比其他类型不孕女性的流产率要高得多。在接受脱氢表雄酮治疗后，其流产率可以降到卵巢储备功能正常女性的水平。

卵巢储备功能不良的女性流产率之所以居高不下，是因为绝大多数卵子存在染色体异常（即非整倍体）。人类生殖医学中心的研究人员认为，脱氢表雄酮降低流产率的机制只能用染色体异常率显著降低来解释。换句话说，在不降低非整倍体率的情况下，将流产率降到15%是不可能的。

人类生殖医学中心的研究人员通过收集体外受精—胚胎移植治疗女性的数据对上述问题做了进一步探究，并对这些女性进行了胚胎染色体异常筛查。研究人员将患者分为2组，其中一组使用脱氢表雄酮治疗，另一组作为对照组不进行任何治疗。结果显示，在对照组中，高达61%的胚胎存在染色体异常，而实验组的这一数据仅为38%。由此可见，脱氢表雄酮的确可以降低胚胎染色体异常率，进而降低流产的发生风险。

虽然并非所有相关研究都显示脱氢表雄酮可以降低流产率，但研究人员发现，接受体外受精—胚胎移植治疗的卵巢储备功能不良患者在服用脱氢表雄酮后，流产率呈下降趋势。

这对我们了解卵子质量和衰老引发大龄不孕的机制具有重要意义。因为它表明，激素等外部因素可以在一定程度上扭转卵子染色体异常率过高和卵巢储备功能不良等问题。

脱氢表雄酮的作用机制

脱氢表雄酮可能在卵子发育过程中发挥着重要作用，因为它是产生睾酮等激素的必要物质。虽然睾酮通常被认为是一种雄性激素，但它在卵巢中也扮演着重要角色。睾酮可与卵巢细胞表面的雄激素受体结合，促进处于早期阶段的卵泡发育。睾酮水平低下可导致卵泡数量和抗缪勒管激素水平降低。补充脱氢表雄酮之所以能够提高女性的生育能力，是因为正常的睾酮水平可以促进卵泡发育。

那么，为什么不直接补充睾酮呢？最近，人类生殖医学中心的格莱谢尔博士、巴拉德博士和库什尼尔博士给出了答案："由于不同器官中的雄激素水平存在差异，因此，补充脱氢表雄酮可以使睾酮在所有器官（包括卵巢）中都达到理想水平。因为大龄女性无法很好地将脱氢表雄酮转化成睾酮，所以这些女性应该直接补充睾酮。但直接补充睾酮会导致所有器官的睾酮水平都非常接近，结果，有些器官的睾酮水平过高，而有些器官的睾酮水平则明显偏低。"

脱氢表雄酮可支持卵巢组织生成睾酮，从而促进卵泡发育。脱氢表雄酮不仅能促进卵泡发育，还能提高卵子的存活率。这二者，都能增加体外受精—胚胎移植治疗时的可用卵子数。

脱氢表雄酮还可能通过降低染色体异常率来改善卵子质量，但这一点尚未明确。到目前为止，仅有一项研究得出了上述结论。早期研究发现，卵子染色体异常与脱氢表雄酮或睾酮水平低下有关。

脱氢表雄酮的应用现状

据统计，现今大约有1/3的生殖医学门诊推荐卵巢储备功能不良患者服用脱氢表雄酮。有的读者也许会问：既然研究表明，脱氢表雄酮可以提高妊娠率，那为什么还有2/3的生殖医学门诊不推荐患者服用脱氢表雄酮呢？

其原因有二：一是那里的医生没能够与时俱进，二是医生思想比较保守，仍在等待研究人员提供无可争议的、完美的、大型临床试验的结论。虽然已经有一系列随机安慰剂对照试验显示脱氢表雄酮可以使患者明显获益，但其中有些研究并非双盲，也就是说，我们无法排除这些研究中存在的安慰剂效应。但安慰剂效应真的能解释妊娠率从16%上升到33%吗？

经验表明，高估安慰剂效应带来的影响，到头来苦的还是患者。前文有关叶酸的争议就是明证：早期研究已经发现叶酸可以预防出生缺陷，但因为对实验设计的争论，却导致叶酸的全面应用晚了许多年。如今，我们意识到，先前对叶酸在预防出生缺陷方面价值的怀疑导致了许多悲剧，如果当时的医疗建议能够紧跟科研步伐，这些悲剧原本是可以避免的。

如果最终的研究结果表明，脱氢表雄酮的功效与当前的研究结果一致，那么，因为对研究结果的质疑可能会剥夺一些女性使用自身卵子受孕的机会，或者可能因重复进行无数次成功率极低的体外受精—胚胎移植治疗而给她们带来经济和情感上的双重负担。接受体外受精—胚胎移植治疗的女性理应获得一切可能的手段来增加成功的概率。

　　从2007年起，人类生殖医学中心就推荐所有卵巢储备功能不良的患者常规服用脱氢表雄酮。这意味着抗缪勒管激素水平低、促卵泡激素水平高或年龄在40岁以上的女性在准备接受体外受精—胚胎移植治疗前都应该补充脱氢表雄酮。当睾酮水平提高到最佳范围时，医生会根据患者的睾酮监测结果确定患者接受体外受精—胚胎移植治疗的时机。其他许多生殖医学门诊也经常建议准备接受体外受精—胚胎移植治疗的卵巢储备功能不良患者服用脱氢表雄酮。

激素水平检测

　　激素水平检测能够确定脱氢表雄酮是否能对你的病情有所帮助。由于血液中的脱氢表雄酮含量在不同的时段会存在较大的差异，因此，一般检测的是脱氢表雄酮的硫酸盐形式，即硫酸脱氢表雄酮。硫酸脱氢表雄酮反映的是脱氢表雄酮的存储态，它的波动很小。当然，检测睾酮水平也很重要。如果硫酸脱氢表雄酮处于中等水平但睾酮水平低，医生会建议补充脱氢表雄酮以产生更多的睾酮。

　　硫酸脱氢表雄酮和睾酮的合理参考值范围目前尚不明确。临床上，医生通常参考这两个指标在年轻女性中的界定值。

　　各年龄段女性硫酸脱氢表雄酮的参考值范围：

　　18 ~ 29岁：44 ~ 332μg/dL（1.19 ~ 9.00μmol/L）

　　30 ~ 39岁：31 ~ 228μg/dL（0.84 ~ 6.78μmol/L）

40 ~ 49 岁：18 ~ 244μg/dL（0.49 ~ 6.61μmol/L）

女性睾酮的参考值范围：

活性睾酮：0.8 ~ 10.0ng/dL（0.03 ~ 0.35nmol/L）

游离睾酮：0.3 ~ 1.9ng/dL（0.01 ~ 0.07nmol/L）

总睾酮：8 ~ 60ng/dL（0.3 ~ 2.1nmol/L）

如果医生建议你服用脱氢表雄酮，为了确保剂量合适并将睾酮水平保持在最佳范围，应定期对脱氢表雄酮和睾酮水平进行检测。

脱氢表雄酮的安全性与不良反应

由于脱氢表雄酮可以提高睾酮水平，所以补充脱氢表雄酮可能引起与雄性激素过量相关的不良反应，包括油性皮肤、痤疮、脱发和面部毛发生长等。脱氢表雄酮还会引起月经周期延长。尽管有些研究发现，使用脱氢表雄酮会降低机体的胰岛素敏感性和葡萄糖耐量，还会引起肝脏问题、躁狂症发作和其他一些罕见不良反应，但在针对脱氢表雄酮的生育相关研究中并未发现这些不良反应。

人类生殖医学中心的研究人员报告称，在超过1000名服用脱氢表雄酮的患者中，他们没有观察到任何具有临床意义的不良反应，最常见的不良反应是精力旺盛。以色列的研究人员开展的随机临床研究也没有观察到明显的不良反应。此外，其他领域的相关研究也发现，长期服用脱氢表雄酮是安全的。

但是，脱氢表雄酮可以与其他药物发生相互作用。例如，它可以与降糖药相互作用，增加机体对胰岛素的敏感性。另外，脱氢表雄酮不适用于有双相情感障碍或激素敏感型癌症病史的患者。

需要注意的是，高水平的硫酸脱氢表雄酮可能在补充较高剂量脱氢表雄酮几个月之后才出现，这会令黄体酮检测失去准确性（这种情况下，黄体酮的测量值可能高于实际水平，因为测量值中包含硫酸脱氢表雄酮）。

脱氢表雄酮与子宫内膜异位症

目前，很少有学者关注子宫内膜异位症患者的脱氢表雄酮服用情况。因此，不能完全排除长期使用脱氢表雄酮诱发体内激素水平紊乱的可能，这在理论上会导致病情加重。正因为如此，有些生殖医学门诊开始建议患者短期服用脱氢表雄酮，以尽量在不加重子宫内膜异位症病情的情况下改善卵巢储备功能。

一份最新的病例报告向我们介绍了一位24岁女性的治疗经历。这位女性患有子宫内膜异位症和卵巢储备功能不良，而且存在抗缪勒管激素水平低（0.64ng/mL）和卵泡数少（3～4个窦卵泡）等情况。经过为期3个月的脱氢表雄酮、叶酸和维生素D联合治疗，她的抗缪勒管激素水平上升到了1.20ng/mL。在她再次接受体外受精—胚胎移植治疗时，取出了16颗卵子，其中多数卵子受精，在第一次胚胎移植后即成功受孕。

另一个案例情况与此类似。这次是一位29岁的患者，她患有子宫内膜异位症，而且有4次体外受精—胚胎移植治疗失败史，每次只能取出2颗卵子。她的抗缪勒管激素水平仅为0.6ng/mL，卵泡计数为6，睾酮水平也很低。在补充辅酶Q_{10}和脱氢表雄酮6周后，她的睾酮水平上升到了正常范围的中值。在接受第5次体外受精—胚胎移植治疗时，共取出8颗卵子，其中6颗受精，获得5个胚胎。她在移植第一个胚胎后即成功受孕，后来生下了一个健康女婴。

脱氢表雄酮与多囊卵巢综合征

一般不推荐多囊卵巢综合征患者服用脱氢表雄酮，因为多囊卵巢综合征患者的睾酮水平通常较高。但在2017年，人类生殖医学中心的研究人员报道了以前不为人知的多囊卵巢综合征亚群，对这些患者来说，补充脱氢表雄酮可能有益。这些患者抗缪勒管激素水平高、硫酸脱氢表雄酮和睾酮水平低，她们的多囊卵巢综合征可能是由肾上腺自身免疫问题导致的。格莱谢尔博士报告称，脱氢表雄酮能够改善这些患者体外受精—胚胎移植治疗的结局。

剂型与剂量

在美国，脱氢表雄酮属于维生素类补充剂。10年前的一项研究发现，脱氢表雄酮补充剂的不同产品，其纯度和效价不一致，标示的剂量范围误差在0%～150%。现在，这种情况似乎已经有所改善。最近对各品牌产品的对比分析发现，所有相关产品的含量均与标示含量大致相当。

在选择脱氢表雄酮补充剂时，请尽量选择微粉化产品（但非必须）。"微粉化"是指脱氢表雄酮的剂型为易于吸收的微小颗粒。

生殖医学门诊最常推荐以及临床研究最常使用的脱氢表雄酮剂量为每次25mg，每天3次。由于研究人员通常使用这一剂量，所以很少有研究关注脱氢表雄酮用量的个体差异。这也就是为什么要进行激素检测的原因，进行激素检测，可以确定适合你的脱氢表雄酮补充量。如果你对脱氢表雄酮的效果还心存疑虑，可以先从低剂量开始服用，比如每天25mg，来体验一下效果。对许多女性而言，这一剂量足以使睾酮水平在几个月内达到最佳范围。

研究表明，补充脱氢表雄酮的效果可能需要几个月的时间才能显现。这给不少女性带来了一个问题：如果计划几周后就开始进行体外受精—胚胎移植治疗，那还有必要服用吗？关于这个问题，你最好还是咨询医生。但如果你现在开始服用脱氢表雄酮，即使这一次的体外受精—胚胎移植治疗没有达到预期效果，下一个治疗周期的成功率也会增加，因为到那时，你已经服用脱氢表雄酮两三个月了。

接受体外受精—胚胎移植治疗的患者，可在取卵前一天停止服用脱氢表雄酮。一旦取卵完成，这种补充剂的使命便结束了。但有些医生还是建议患者继续服用脱氢表雄酮，直到其孕检结果呈阳性为止，因为有些患者可能需要连续多次的体外受精—胚胎移植治疗。如果你希望自然受孕，或者接受的是宫内人工授精治疗，那么受孕后即可停止服用脱氢表雄酮。

结　论

脱氢表雄酮可以有效应对大龄不孕和卵巢储备功能不良。大量随机安慰剂对照研究表明，脱氢表雄酮可以显著增加卵巢储备功能不良患者的受孕概率。它不仅能够增加卵子数量，还能提高卵子质量，降低流产的发生风险。

如果你被诊断出患有卵巢储备功能不良、大龄不孕、自身免疫性疾病，或有早期流产史，建议检测一下硫酸脱氢表雄酮和睾酮水平。如果检测结果在正常偏低范围，需要与医生商议是否需要补充脱氢表雄酮。

第 10 章

弊大于利的
营养素

如果相对于医生的话你更相信谷歌搜索，那么也许是时候考虑换一名医生了。

——贾德尔·科尔多瓦　克里斯蒂娜·科尔多瓦

医学界未向女性提供有关哪些营养素可以改善卵子质量的完整信息，这造成的后果之一是，女性只能依赖于不太可靠的信息来源，结果是她们往往服用了没有科学依据的营养素。

本书是基于大量临床试验研究写成的。这些研究显示，某些营养素确实可以提高女性的生育能力，但某些营养素则可能是无效的或不安全的，甚至有可能损害卵子质量和生育能力。

碧萝芷

碧萝芷是一种提取自松树皮的物质，它具有抗氧化作用。虽然缺乏高质量临床试验的支持，但有些人依然将它纳入了可以提高卵子质量的补充剂清单。由于碧萝芷是一种人体无法合成的物质，所以我们有理由对其安全性持谨慎态度。

由于缺乏可信的证据，而且有很多效果和安全性都很好的营养素（如辅酶Q_{10}、维生素E、α-硫辛酸等）可以使用，所以我们没有理由冒险去用碧萝芷。

蜂王浆

蜂王浆是工蜂分泌的一种物质，是蜂王的食物。蜂王浆中含有多种激素，据说它们能够极大地提高蜂王的生育能力并延长其寿命。基于这一认识，长期以来，蜂王浆一直在助孕方面得到应用。

截至本书撰写时，尚无高质量的临床研究支持蜂王浆可以改善卵子质量。相反，蜂王浆导致的致命过敏反应却不时见诸报端。这些过敏反应可能是由蜂王浆中的一些与蜂毒相似的过敏原造成的。此外，蜂王浆中的激素可能会破坏机体的激素平衡，进而对机体健康带来无法预测的影响。鉴于其功效尚不明确，而且不良反应较为严重，所以不推荐使用蜂王浆作为助孕营养素。

左旋精氨酸

许多女性在接受体外受精—胚胎移植治疗期间会服用左旋精氨酸，想以此提高卵子质量。与碧萝芷和蜂王浆不同，左旋精氨酸确实天然存在于卵泡液中，但这并不意味着补充左旋精氨酸一定对提高卵子质量有益。

推荐使用左旋精氨酸来改善卵子质量的人认为，它能增加一氧化氮的产生。由于一氧化氮具有扩张血管的作用，因此，服用左旋精氨酸后卵巢和子宫的血液供应会得到改善，这会使促进卵泡生长的多种激素和营养物质也随之增加。

在一项试图使用左旋精氨酸来改善体外受精—胚胎移植治疗结局的研究中，研究人员给体外受精—胚胎移植治疗中表现为卵巢低反应的女性补充左旋精氨酸，结果发现这种补充剂确实可以促进卵巢的血液供应。人们通常认为，卵巢低反应是由于年龄增长导致卵子数量和质量下降的结果。

这项研究还发现，服用左旋精氨酸的女性体外受精—胚胎移植治疗周期很少因胚胎出现异常而取消，获卵数和可移植胚胎数较多。左旋精氨酸组有 3 例妊娠，而对照组无一例妊娠。但是，这 3 例妊娠都以早期流产而告终。这一结果告诉我们，这些女性的卵子和胚胎质量可能存在问题。尽管如此，作者仍然得出了结论：左旋精氨酸能够提高卵巢低反应者的妊娠率，因为它改善了卵巢的血液供应。

这项研究似乎给我们带来了好消息，但后续研究表明，左旋精氨酸实际上会降低卵子和胚胎质量。与早先的研究不同，后续研究的对象是患有输卵管性不孕症的女性，而非卵巢低反应者。研究人员期望左旋精氨酸能够通过改善女性体外受精—胚胎移植治疗期间卵巢的血流量，带来与卵巢低反应者相同的益处。但研究结果完全出乎意料：左旋精氨酸组与安慰剂组相比，获得的优质胚胎数更少，妊娠率也更低。该研究以胚胎外观作为标准衡量胚胎质量，并得出结论：左旋精氨酸对胚胎质量有不良影响。研究人员认为，这是由卵子和胚胎的通透性增加导致的。最初，人们认为通透性增加有助于左旋精氨酸更好地发挥作用。但这其实并没有改善卵泡的生长环境，反而促使各种激素在卵泡发育过程中太过容易和过早地进入卵泡，致使卵泡生长速度过快或不均匀。

体外受精—胚胎移植治疗的目标之一是让一组卵泡以稳定的速度同时发育成熟，以确保在取卵日它们都刚好进入成熟阶段，为受精做好准备。而左旋精氨酸可导致某些卵泡成熟得过快。

研究还发现，补充左旋精氨酸后产生的一氧化氮会降低细胞能量水平和增加氧分子含量，这两种情况都会损害卵子和胚胎。负责这项研究的医生认为，左旋精氨酸对胚胎质量和妊娠率都有不良影响。

这一结果在此前针对卵巢低反应者的研究中表现得并不明显，因为卵巢低反应者的一氧化氮水平低于正常值，补充左旋精氨酸可将其提升到正常水平。但左旋精氨酸会给一氧化氮水平正常的人带来不良影响。

研究人员认为，左旋精氨酸有助于增加卵子数量，但卵子的质量较差，所以才导致全部妊娠都以早期流产告终。

另一个研究小组发表的研究报告证实了左旋精氨酸与卵子或胚胎质量差有关联。在这项研究中，研究人员没有让患者服用左旋精氨酸，而是对100名接受体外受精—胚胎移植治疗者的卵泡液中的左旋精氨酸水平进行了检测。结果显示，卵泡液中左旋精氨酸水平过高与获卵数和胚胎数少存在强相关性。该研究中，受试者不孕的原因多种多样，包括配偶不育、输卵管损伤或阻塞、子宫内膜异位症以及不明原因不孕。研究得出明确结论，即高水平的左旋精氨酸会对卵子和胚胎发育造成不良影响。另一项研究发现，高水平的一氧化氮与着床失败和胚胎出现碎片有关。

鉴于上述研究结论，唯一可能适合在取卵前服用左旋精氨酸的情形是患者被诊断为卵巢低反应，而且由于成熟卵子数量不足而有过多次体外受精—胚胎移植治疗失败史。即便如此，我们仍然无法找到足够的证据证明此种状态下服用左旋精氨酸可以增加卵子数量，何况它还会降低卵子质量。除了卵巢低反应者，其他人群服用左旋精氨酸也可能造成卵子与胚胎的数量和质量双双下降，因此，不推荐取卵前服用左旋精氨酸。

不过，在取卵后，给准备胚胎移植的女性服用左旋精氨酸是有一定价值的。此时，我们不必担心左旋精氨酸会对卵子的成熟过程造成影响，相反，我们可以利用它来增加子宫的血流量，促进子宫内膜生长，提高其容受性（详见下一章）。

结　论

　　许多女性试图通过服用碧萝芷、蜂王浆或左旋精氨酸来提高卵子数量和质量，但几乎没有证据表明这些营养素是安全、有效的，反而是这些营养素可能会使卵子质量恶化，尤其是左旋精氨酸。

第 **11** 章

为胚胎移植
做好准备

我不愿意等待。当我准备好了，就会立即
行动。

——雷巴·麦肯泰尔

如果你希望通过体外受精—胚胎移植治疗受孕，那么在
取卵后你能采取哪些措施来提高胚胎植入的成功率呢？本章将
探讨有助于改善子宫内膜状况的营养素，以及针灸治疗在胚胎
移植前的潜在价值。

近年来，在取卵后1周内进行新鲜胚胎移植渐成趋势，但
不少生殖医学中心仍然倾向于全胚冷冻，即在取卵1个月后进
行首次移植。这种做法是有科学依据的。研究发现，取卵后子
宫内膜容受性较低。与冻胚移植相比，鲜胚移植的着床率明显

偏低，这可能是应用促排卵药物造成的。全胚冷冻则允许子宫内膜在准备好后再进行胚胎移植。

如今，已有不少研究表明，冷冻胚胎移植的妊娠率和活产率较高。例如，一项在2017年开展的对在美国生殖医学门诊接受治疗的近3000名患者的体外受精—胚胎移植治疗周期进行的研究，其结果就证实了这一点：全胚冷冻周期妊娠率为52%，鲜胚移植周期妊娠率只有45%；相比于鲜胚移植，冻胚移植的优势在35岁以上的女性中表现得尤为明显。

当然，在某些特殊情形下，鲜胚移植可能更有优势。如果你获得的胚胎数量少，胚胎发育又不佳，医生可能会担心胚胎冷冻后无法存活。这种情况下，医生会认为鲜胚移植更为有利。

如果医生建议你进行全胚冷冻，这就为你在胚胎移植前赢得了一段时间。那么，你该如何利用这段时间以达到最佳状态呢？在实施胚胎移植前的一个月，你该继续服用前文讨论的哪种营养素呢？另外，你还能采取哪些措施来改善子宫内膜状况呢？

你应该继续服用孕前复合维生素和维生素D。从妊娠初期开始摄入足量的维生素，对胎儿健康很重要。其中，维生素D对降低流产和早产的发生风险尤为关键。如果你是多囊卵巢综合征患者，医生可能还会建议你继续服用Myo-肌醇，以降低妊娠期糖尿病的发生风险。

除了这些基础营养素，还有一些营养素能够帮助你为胚胎移植做更充分的准备（详见下文）。

胚胎移植期间的首要目标

决定胚胎能否成功植入的两个重要因素是胚胎的质量和子宫内膜的厚度。经过数月的努力，你可能在保证卵子质量、配偶的精子质量以及胚胎质量方面已经尽了全力，接下来该集中精力改善子宫内膜的厚度了。

大量研究表明，子宫内膜较薄时，胚胎移植的成功率会很低。2016年发表的一篇有关冻胚移植的研究报告指出，子宫内膜厚度在9mm以上的女性，胚胎移植的活产率大于32%；而子宫内膜厚度低于8mm的女性，胚胎移植的活产率仅为24%。2018年发表的另一篇研究报告指出，子宫内膜厚度不足7mm是影响胚胎移植成功率的最大不利因素。

对于试图通过促排卵治疗进行宫内人工授精的女性，子宫内膜厚度不足是一个极为常见的问题。这是因为枸橼酸氯米芬和来曲唑等药物会令子宫内膜变薄。这些药物是否会影响最终的移植结果，目前仍存在争议。最近，一项针对通过促排卵治疗接受宫内人工授精女性的研究发现，子宫内膜厚度与妊娠率之间没有关联。尽管如此，不少关于体外受精—胚胎移植治疗的研究表明，子宫内膜厚度确实是影响胚胎移植成功率的重要因素。所以，我们有必要重视并尽一切可能解决这个问题。

此外，子宫内膜薄的女性更有可能出现宫外孕。有研究发现，子宫内膜厚度不足8mm的女性宫外孕的发生率为5%，而这一数字在子宫内膜厚度超过15mm的女性中仅为2%。这使我们有理由相信，通过补充营养素来促进子宫内膜健康发育很重要。

可促进子宫内膜发育的营养素

与卵子质量相关的研究相比，有关胚胎移植前应用营养素来改善子宫内膜厚度的研究较少。但有证据表明，维生素E和左旋精氨酸有助于促进子宫内膜发育。

2019年，一项针对反复移植失败女性进行的随机安慰剂对照研究发现，补充维生素E可以显著改善其子宫内膜厚度。此前，研究人员对60名子宫内膜薄的患者进行了观察，发现补充维生素E或左旋精氨酸可以使大约一半的患者子宫内膜厚度得到改善。该研究中，维生素E和左旋精氨酸的剂量分别为每天900 IU和每天6g。为了比较维生素E和左旋精氨酸的效果，在这项研究中，研究人员让受试者只服用其中的一种。其实，同时服用这两种补充剂可能更为有效，因为它们的作用机制略有不同：相对而言，维生素E可以增加子宫内膜的细胞数量，促进新的血管生成；而左旋精氨酸则可以通过扩张血管来促进子宫的血液供应。

除了维生素E和左旋精氨酸，几乎没有证据表明其他营养素具有促进子宫内膜发育的作用。虽然辅酶Q_{10}可能具有改善子宫内膜厚度的作用，而且有研究称，女性在服用辅酶Q_{10}后子宫内膜厚度有所增加，但这些受试者是接受枸橼酸氯米芬治疗的多囊卵巢综合征患者，至于辅酶Q_{10}能否在其他女性中取得同样的效果，目前还不得而知。

从理论上讲，辅酶Q_{10}可以通过增强线粒体功能为子宫内膜生长提供有力支持。早在20世纪60年代，人们就已经知道子宫内膜的某些细胞在月经周期的某个阶段会突然产生所谓的"巨型线粒体"。这表明子宫内膜细胞对能量的需求很大，所以通过额外补充辅酶Q_{10}可为能量制造提供支持。

此外，辅酶Q_{10}在维生素E活化的过程中发挥着重要作用，这可能是辅酶Q_{10}促进子宫内膜生长的另一路径。但不幸的是，几乎没有什么研究能够明确辅酶Q_{10}在准备胚胎移植期间的具体作用。因此，建议将辅酶Q_{10}列为这期间优先级别较低的营养素。

其他措施

除了补充维生素E和左旋精氨酸（可能还包括辅酶Q_{10}），医生应该还会建议你采取其他措施为子宫内膜提供支持。医生通常会为患者开具一些雌激素，因为研究表明，雌激素能够有效增加子宫内膜厚度。阿司匹林也可以增加子宫内膜厚度。对于子宫内膜非常薄的女性，医生还可能开具万艾可栓剂（即"伟哥"）。"伟哥"用于增加子宫内膜厚度是一种创新疗法，目前已获得多项研究的支持。研究认为，"伟哥"可通过促进血液供应为子宫内膜生长提供支持。

为了进一步提高受孕概率，医生可能会为患者进行子宫内膜搔刮术，以诱发健康的炎性反应。这种炎性反应是胚胎植入所必需的。此外，有些医生还会建议患者在准备胚胎移植期间接受针灸治疗。

虽然针灸疗法用于治疗不孕症已经有相当长的一段时间了，但研究人员仍在努力确定针灸治疗是否真的能够提高体外受精—胚胎移植治疗的成功率。在德国，由沃尔夫冈·保卢斯博士主导的一项备受瞩目的研究取得积极成果后，许多生殖医学门诊在21世纪初便推荐接受体外受精—胚胎移植治疗的患者进行针灸治疗了。保卢斯博士的研究显示：在胚胎移植前后各接受25分钟针灸治疗的女性，移植的成功率为43%；而未接受针灸治疗的女性，移植的成功率仅为26%。后来，许多研究小组试图重复这一结果，但大都以失败告终。

如今，将近20年过去了，将所有研究报告汇集起来，我们发现，如果只在胚胎移植期间进行一两次针灸治疗，其对胚胎移植的成功率几乎没有什么影响。但即便只进行有限次数的针灸治疗，也可能在其他方面使患者获益。不少医生建议接受体外受精—胚胎移植治疗的女性进行针灸治疗，其目的可能是想以此来缓解患者的压力和焦虑。所以，如果存在相关压力，那么不妨试试针灸疗法。已有研究表明，针灸治疗可以降低接受体外受精—胚胎移植治疗女性的压力激素水平。2009年，波士顿体外受精—胚胎移植治疗中心身心服务部主任、著名自然疗法助孕专家爱丽丝·多马尔博士使用与保卢斯博士相同的针灸方案开展了一项研究。在这项研究中，患者被随机分为两组，一组在胚胎移植前后静卧25分钟，另一组则接受针灸治疗。虽然该研究未能发现针灸对妊娠率的影响，但却得出了一个结论：针灸组患者报告称她们在接受胚胎移植后焦虑感明显减轻，而且对体外受精—胚胎移植治疗的预期也变得更加乐观了。

可能只有在生殖医学门诊当场做针灸才能看到其在缓解压力方面的功效，因为另一项研究发现，当女性在胚胎移植当天从生殖医学门诊前往其他地点接受针灸治疗时，似乎没有上述功效。

和胚胎移植当天进行有限的针灸治疗相比，在体外受精—胚胎移植治疗周期内以及冻胚移植前的1个月，每周接受多次规律的针灸治疗可能更有价值。

尽管尚无定论，但初步研究发现，连续接受针灸治疗有可能提高体外受精—胚胎移植治疗的成功率。一项研究中，患者在取卵前每周接受2次针灸治疗，持续4周，并在胚胎移植前一天和移植后不久接受额外的针灸治疗，结果表明，针灸组的妊娠率（53%）显著高于对照组（41%）。

如果针灸疗法确实能够提高体外受精—胚胎移植治疗的成功率，有几种可能的解释。其中一种是针灸能够改善卵巢和子宫的血液供应，促进卵泡发育和子宫内膜生长。也有人认为，针灸能通过刺激机体释放有益的内啡肽以及减少压力激素的分泌来提高女性的生育能力。无论针灸对备孕女性的确切作用方式是什么，它似乎都需要进行连续治疗才能起效，而不是仅仅在胚胎移植前后接受有限的治疗。

如果你经济条件允许，或者针灸能使你放松，那么可以在每天晚上做一下针灸治疗。但如果你的时间和经济条件都不允许，接受针灸治疗反而会给你带来经济负担和精神压力。在体外受精—胚胎移植治疗过程中，你可以尝试其他减压方法，比如瑜伽或冥想。

第 **12** 章

完整行动方案

> 忘掉过去所犯的错误，忘掉失败，忘掉过去的一切，但不要忘记你现在最需要做的事情，然后好好去做。
>
> ——威廉·杜兰特

补充营养素的时机

在对各种生育情境下可能需要的营养素补充方案进行概述之前，我们有必要明确何时开始和停止服用营养素的一般原则（注意：在采取任何营养素补充方案之前都要先和医生沟通）。

起始时间

· 如果你希望自然受孕，那么应该尽早开始服用相关营养素。

· 如果你接受的是体外受精—胚胎移植治疗或宫内人工授精治疗，应在取卵或宫内授精前 2 ~ 3 个月开始服用辅酶 Q_{10}、α–硫辛酸、N–乙酰半胱氨酸、维生素 E 或脱氢表雄酮。最新研究显示，你应该在取卵前 1 个月或 2 周开始服用褪黑素。

· 如果离接受体外受精—胚胎移植治疗的时间不到 2 个月，现在开始服用营养素仍然是有好处的。已有研究发现，短期补充营养素也可以获益。而且，如果你在即将进行的体外受精—胚胎移植治疗周期中未能达成心愿，那么现在服用的营养素会帮助你在下次体外受精—胚胎移植治疗中取得好的结果。

· 在取卵后开始补充左旋精氨酸，为胚胎移植做准备。

· 如果你有习惯性流产史，那么应在再次尝试受孕前的 3 个月开始服用营养素。

终止时间

· 对于何时停用辅酶 Q_{10}，不同的生殖医学门诊给出的建议也不同：有的建议在取卵前一天，有的建议在胚胎移植前一天，有的建议在孕检结果呈阳性时。我们可以采取一个折中的办法，即在胚胎移植前一天停止服用辅酶 Q_{10}，因为这可以带来一个额外的益处，即促进子宫内膜生长。孕早期服用辅酶

Q_{10}可能还有助于预防抗磷脂综合征引起的流产，但这一说法目前只是推测，而且缺乏关于辅酶Q_{10}在妊娠期使用安全性的证据。

·大多数以提高卵子质量为目标的营养素，包括褪黑素、α–硫辛酸、维生素C、N–乙酰半胱氨酸、Myo–肌醇和脱氢表雄酮等，可以在取卵前一天停用，因为此时已经不再需要它们了。

·如果你患有卵巢储备功能不良，医生可能建议你继续补充辅酶Q_{10}或脱氢表雄酮，直到孕检结果呈阳性为止，因为你可能需要不止一次体外受精—胚胎移植治疗才能成功受孕。

·由于维生素E有助于子宫内膜生长，因此在胚胎移植前应该持续补充。

·你可以在整个妊娠期服用孕期复合营养素和维生素D，直到哺乳结束。最好在妊娠期偶尔对你的维生素D水平进行检测，以确保你补充的剂量是正确的。

·如果你希望自然受孕或准备接受宫内人工授精治疗，可以在孕检结果呈阳性后停止补充营养素（孕期复合营养素和维生素D除外）。

·如果你是多囊卵巢综合征患者，医生可能会建议你在妊娠期继续服用Myo–肌醇来预防妊娠期糖尿病。

营养素补充方案示例

开始服用任何营养素之前，请务必咨询医生。

初级方案

如果你刚开始考虑备孕，并且不存在任何生育问题，那么你可以通过下列方法缩短备孕时间，降低流产风险。

·尽早开始每天服用孕期复合维生素，最好含有至少 800μg 的甲基叶酸或天然叶酸。

·考虑每天补充辅酶 Q_{10}，以便帮助发育中的卵子生成能量，防止可能出现的染色体异常。辅酶 Q_{10} 的最有效形式为泛醇或 Bio-Quinon，基础剂量为每天 200mg，随早餐服用效果最佳。

·要求医生对你的维生素 D 水平进行检测。如果检测结果低于理想值（40ng/mL 或 100nmol/L），应考虑每天补充 4000 ~ 5000 IU 维生素 D_3。如果你严重缺乏维生素 D，应连续 2 周每天补充 10000 IU 维生素 D_3。

中级方案

方案1：适用于难以受孕者

如果你存在不孕问题，但尚未开始宫内人工授精或体外受精—胚胎移植治疗，可以采取一种折中方案，在初级方案的基础上增加一些基础营养素，特别是抗氧化剂。研究表明，不明原因不孕女性的卵泡中常常存在抗氧化能力受损的情况，补充抗氧化营养素可以缩短受孕所需的时间。如果你决定接受体外受精—胚胎移植治疗，请阅读本章后文的高级方案。

- 你可以考虑添加下列营养素。

　　☆孕期复合维生素。每天含有至少800μg甲基叶酸或天然叶酸。

　　☆泛醇。每天400mg，早餐和午餐时各服用1粒，每粒200mg。

　　☆维生素C（每天500mg）和维生素E（每天200 IU）。还可以考虑补充α–硫辛酸或N–乙酰半胱氨酸来增强抗氧化能力。

- 要求医生检查你是否缺乏维生素D，是否患有乳糜泻和甲状腺功能减退。这三种情况往往都能导致不明原因不孕，但常常被忽视。如果你的维生素D水平低于最佳目标值（40ng/mL或100nmol/L），可以考虑每天补充4000 ~ 5000 IU维生素D_3。如果你严重缺乏维生素D，应连续2周每天补充10000 IU维生素D_3。

方案2：适用于患有多囊卵巢综合征或排卵不规律的女性

多囊卵巢综合征是造成不孕的常见原因，其症状包括体重增加、痤疮、面部多毛、月经不规律或经期延长等。多囊卵巢综合征可以干扰正常排卵并降低卵子质量，导致不孕。为了提高卵子质量，恢复激素平衡，你可以：

· 在计划受孕前2 ~ 3个月开始服用下列营养素。

　☆孕期复合营养素。每天含至少800μg甲基叶酸或天然
　　叶酸。

　☆Myo-肌醇。每天4g，早、晚各服1次。

　☆泛醇。每天400mg，早餐和午餐时各服1粒，每粒
　　200mg。

　☆R-α-硫辛酸。每天200mg，最好在饭前30分钟服用。

　☆N-乙酰半胱氨酸。每天600mg，随时服用。

　☆左旋精氨酸。每天3g，随时服用。

　☆褪黑素。每天3mg，睡前服用。（对于多囊卵巢综合征
　　患者，褪黑素不仅对体外受精—胚胎移植治疗有益，
　　还具有其他方面的作用。）

· 要求医生对你的维生素D水平进行检测。如果检测
结果低于理想值（40ng/mL或100nmol/L），应考虑每天补充
4000 ~ 5000 IU维生素D_3。如果你严重缺乏维生素D，则应连
续2周每天补充10000 IU维生素D_3。

高级方案

方案1：适用于子宫内膜异位症患者

子宫内膜异位症能够从多方面影响女性的生育能力，其
中，炎症和氧化应激会直接影响正在发育的卵子。研究表明，
服用恰当的营养素可在一定程度上缓解这些问题。

· 你可以考虑服用下列营养素。

　☆孕期复合营养素。每天含至少800μg甲基叶酸或天然

叶酸。

☆辅酶Q_{10}（泛醇或Bio-Quinon）。每天400mg，早餐和
午餐时各服1粒，每粒200mg。对于疑难病例，有些
生殖医学门诊建议每天服用600mg。

☆R–α–硫辛酸。每天300mg，最好在饭前30分钟服用。

☆N–乙酰半胱氨酸。每天600mg，随时服用。

☆维生素C。每天1000mg，随时服用。

☆褪黑素。如果你希望接受体外受精—胚胎移植治疗，
可从取卵前2周或1个月开始，每晚睡前服用3mg。

·如果你之前因获卵数不足而导致体外受精—胚胎移植治
疗失败，或抗缪勒管激素水平低，或卵泡计数少，请让医生检
测你的硫酸脱氢表雄酮水平和睾酮水平。如果你体内的硫酸脱
氢表雄酮水平未达到年轻女性参考值范围的较高值，那么请在
再次进行体外受精—胚胎移植治疗前让医生为你开2～3个月
的脱氢表雄酮补充剂。有关子宫内膜异位症女性使用脱氢表雄
酮的研究极少，但早期的研究结果显示，脱氢表雄酮能够帮助
消除子宫内膜异位症对卵巢储备造成的不良影响。

·要求医生对你的维生素D水平进行检测。如果检测
结果低于理想值（40ng/mL或100nmol/L），应考虑每天补充
4000～5000 IU维生素D_3。有人认为，高水平的维生素D（60ng/
mL）有助于减轻子宫内膜异位症相关的炎症。如果你严重缺乏
维生素D，可以连续2周每天补充10000 IU维生素D_3。

方案2：适用于习惯性流产患者

尽管可导致习惯性流产的原因有很多，但近一半的早期

流产都是因为卵子染色体异常导致的。通过改善卵子质量，我们有可能减少染色体错误的出现概率，降低流产的发生风险。

- 可以考虑在准备受孕前2～3个月开始服用下列营养素。

  ☆孕期复合营养素。每天含至少800μg甲基叶酸或天然叶酸。

  ☆辅酶Q_{10}（泛醇或Bio-Quinon）。每天400mg，早餐和午餐时各服1粒，每粒200mg。

  ☆R-α-硫辛酸。每天200～300mg，最好在饭前30分钟服用。

  ☆维生素E。每天200 IU，随时服用。

  ☆N-乙酰半胱氨酸。每天600mg，随时服用。

  ☆Myo-肌醇。如果你存在胰岛素抵抗，可以考虑补充Myo-肌醇，建议的剂量为每天4g，分早、晚两次服。

  ☆褪黑素。如果你希望接受体外受精—胚胎移植治疗，可以考虑从取卵前2周或1个月开始，每晚睡前补充3mg褪黑素。

- 请医生对你的甲状腺功能进行检查，因为甲状腺功能低下是造成习惯性流产的一个重要原因。研究发现，患有自身免疫性甲状腺病的女性，在使用左甲状腺素治疗后，流产率可降低50%以上。

- 请医生检查你是否患有乳糜泻，特别是当你表现出乳糜泻的相关症状或有家族性自身免疫性疾病史时。

- 请医生对你的维生素D水平进行检测。如果检测结果低于理想值（40ng/mL或100nmol/L），则应考虑每天补充

4000 ～ 5000 IU 维生素 D_3。如果你严重缺乏维生素 D，则应连续 2 周每天补充 10000 IU 维生素 D_3。

· 请医生对你的硫酸脱氢表雄酮水平和睾酮水平进行检测，特别是当你年龄偏大、抗缪勒管激素水平偏低或卵泡计数较少时。补充脱氢表雄酮可以预防卵子染色体异常，有助于增加正常成熟卵子的数量。

· 确保你的伴侣每天也服用含甲基叶酸的复合维生素、辅酶 Q_{10} 补充剂（每天至少 200mg 泛醇或 Bio-Quinon）以及第 14 章中讨论的可提高精子质量的营养素。

方案 3：适用于接受宫内人工授精或体外受精—胚胎移植治疗的患者

如果你被诊断出患有卵巢储备功能不良或大龄不孕，或者因其他原因（如子宫内膜异位症）而需要接受体外受精—胚胎移植治疗或宫内人工授精治疗，那么，为了提高卵子质量，你需要采用更为积极的方案才能取得很好的效果。

· 可以在下个体外受精—胚胎移植治疗周期前 2 ～ 3 个月开始服用下列营养素。

  ☆ 孕期复合营养素。每天含至少 800μg 甲基叶酸或天然叶酸。

  ☆ 辅酶 Q_{10}（泛醇或 Bio-Quinon）。每天 400mg，早餐和午餐时各服 1 粒，每粒 200mg。对于疑难病例，有些生殖医学门诊建议每天服用 600mg。

  ☆ R-α-硫辛酸。每天 200 ～ 300mg，最好在饭前 30 分钟服用。

☆ N–乙酰半胱氨酸。每天600mg，随时服用。

☆维生素E。每天200 IU，随时服用。还可以加服维生素C（每天500mg），以进一步提高机体的抗氧化能力。

☆褪黑素。如果你准备接受体外受精—胚胎移植治疗，应从取卵前2周或1个月开始，每晚睡前服用3mg褪黑素。

☆维生素C。每天500mg，随时服用。

·请医生对你的硫酸脱氢表雄酮水平和睾酮水平进行检测。如果你的硫酸脱氢表雄酮水平未达到年轻女性正常范围的较高值，那么在下一个体外受精—胚胎移植治疗周期前，请让医生为你开2 ~ 3个月的脱氢表雄酮补充剂。请选择微粉化产品。脱氢表雄酮的服用剂量为每次25mg，每天3次（也可以减量服用）。

·请医生对你的甲状腺功能进行检查，因为甲状腺功能低下是造成女性卵巢储备功能不良的常见原因。

·请医生对你的维生素D水平进行检测。如果检测结果低于理想值（40ng/mL或100nmol/L），应考虑每天补充4000 ~ 5000 IU维生素D_3。如果你严重缺乏维生素D，则应连续2周每天补充10000 IU维生素D_3。

·确保你的伴侣每天也服用含甲基叶酸的复合维生素、辅酶Q_{10}补充剂（每天至少200mg泛醇或Bio–Quinon）以及第14章中讨论的可提高精子质量的营养素。

第三部分

拓 展 篇

第 **13** 章

助孕饮食方案

虽然吃的对并不能确保不生病，但我们确实可以通过食物极大地改变自己。

——阿黛尔·戴维斯

饮食对生育能力有很大的影响，这一点对许多人而言并不新鲜。以此为主题的书籍林林总总，但不幸的是，书中的营养建议通常是基于大众饮食健康的，对于助孕来说，缺乏针对性。

在本章的一开始，我们将探讨你能在饮食方面做出的最大改变——减少精制碳水化合物的摄入量。这是改善饮食的第一步，对提高卵子质量和生育能力至关重要。

碳水化合物与生育能力

助孕饮食的重要目标之一是使血糖平稳和减轻胰岛素抵抗。我们可以通过选择正确的碳水化合物种类、降低整体碳水化合物摄入量、增加蛋白质类食物的摄入量来实现这一目标。为了让你理解为什么要这样做，我们先简略介绍一下当人体摄入碳水化合物后会发生什么。

食用白面包等精制碳水化合物类食物后，其中所含的淀粉会很快被我们消化系统中的酶分解。葡萄糖作为淀粉的分解产物被人体吸收，血糖水平因而迅速升高。

相比之下，未经加工的谷物，其碳水化合物的消化速度较慢。这意味着，食用完整的、未经加工的谷物，人体的血糖水平会升高得很慢。

血糖水平骤然升高会令胰岛素大量释放，以促使肌肉等外周组织从血液中吸收葡萄糖。这一机制非常重要，因为大量的葡萄糖停留在血液中会对身体造成伤害。

血糖水平越高，机体释放的胰岛素就越多。随着时间的推移，高血糖和高血浆胰岛素水平反复出现，细胞便会对胰岛素要求其吸收葡萄糖的信息反应不灵敏，这种情况我们称为"胰岛素抵抗"。为了降低高血糖带来的影响，身体会分泌更多的胰岛素，混乱随之出现。

对于女性而言，胰岛素抵抗是个大问题，因为它会导致调节生殖系统的激素失衡。

1999年，丹麦的研究人员发表了一篇研究报告。研究人员检测了165对备孕夫妇的糖化血红蛋白水平，结果发现，同糖化血红蛋白水平较低的女性相比，糖化血红蛋白处于正常或较高水平的女性在6个月内的受孕概率仅为前者的一半。这说明长期高血糖会影响生育。

有关饮食营养如何影响生育的最有价值的研究成果来自"护士健康研究"。这项研究揭示了影响生育的几个因素，其中最主要的因素是碳水化合物类食物的摄入量。在对"护士健康研究"取得的具体成果进行探讨之前，我们先来回顾一下该研究的广泛性。

"护士健康研究"始于1975年，研究人员在此后的数十年内对成千上万名护士进行了跟踪调查。最初，这项研究是为了探索节育带来的长期影响，但它很快就扩展成一项旨在探究生活因素对健康和疾病影响的大规模调查，并成为有史以来最全面的健康研究之一。

1989年，为了找出各种细节问题的答案，并对早期研究中未能充分分析的具体健康问题（如生育问题）进行深入探讨，研究人员开始了第二轮研究。本轮研究共涉及10万多名女性。每两年，这些女性需要就有关饮食、运动和许多其他生活因素的细节问题做一次问卷调查，研究人员还会记录这些女性的怀孕和流产情况。

随后，哈佛大学公共卫生学院的科学家们从这10万多名女性中选择了1.8万名正在备孕且此前从未遇到生育问题的女性作为一个亚组。研究人员对这个亚组8年间的数据进行了分析，考察了饮食营养对生育的影响。研究人员将这部分女性分成两组，一组为后来发现有排卵障碍性不孕（即由排卵不规律或无排卵引发的不孕）的女性，另一组是无此问题的女性。研究人员对两组女性的饮食模式进行了对比。

最终结果显示，虽然饮食中的碳水化合物总量与排卵障碍性不孕无关，但碳水化合物的种类却与之相关。相对于摄入不易消化碳水化合物的女性，摄入可快速升高血糖的易消化碳水化合物的女性患排卵障碍性不孕的概率要高78%。易引起不孕的碳水化合物类食物包括早餐谷物（冷食）、大米和土豆，而糙米和黑面包造成的风险相对较低。

为了便于研究，研究人员根据血糖生成指数将碳水化合物类食物分为"快""慢"两种。血糖生成指数高的碳水化合物类食物属于"快"碳水化合物，血糖生成指数低的碳水化合物类食物则属于"慢"碳水化合物。结果发现，采用"慢"碳水化合物饮食的女性，排卵障碍性不孕的发病率要低得多。

造成这一现象的原因，可能是高血浆胰岛素水平会扰乱卵巢激素的微妙平衡，从而影响排卵。结果表现为，即使是健康的女性，血浆胰岛素水平升高也可能导致她们出现排卵障碍。

通过调整饮食，选择诸如非精制谷物的"慢"碳水化合物，而不是土豆之类的"快"碳水化合物，可以帮助你使血糖平稳和降低血浆胰岛素水平，进而平衡促进排卵的重要激素。

但恢复排卵并不是我们注意饮食中碳水化合物数量和类型的唯一原因，因为胰岛素抵抗和高血糖同样会对卵子质量造成影响。

血糖、胰岛素与卵子质量

胰岛素对卵子质量的影响在体外受精—胚胎移植治疗中表现得尤为明显。研究人员在对受试者的晚期糖基化终末产物进行检测时发现了这一点。晚期糖基化终末产物会随着血糖水平的升高而在血液中积聚。研究人员发现，晚期糖基化终末产物水平偏高的女性获卵数、受精率和优质胚胎数均较少。此外，血糖水平正常的女性妊娠率为23%，而高血糖女性的妊娠率仅为3% ~ 4%。

在探讨了高血糖和胰岛素抵抗可以降低卵子质量后，我们再次回到几章前的主题——线粒体。线粒体是人体细胞内的小型动力工厂，能够生成ATP为细胞供能。ATP对卵子发育至关重要。因此，任何可损害线粒体功能的因素，都会影响卵子成熟和染色体的复制与分裂过程。

不幸的是，高血糖和胰岛素抵抗会损害线粒体功能。此时，细胞ATP水平下降，这会导致负责染色体复制与分离的细胞机制失灵，使染色体异常率增加。研究人员在动物实验中发现，糖尿病小鼠的卵子染色体异常发生率很高。

这表明，胰岛素抵抗和高血糖可导致女性在体外受精—胚胎移植治疗过程中出现胚胎发育异常和移植失败，并且会增加流产的发生风险。

胰岛素抵抗与流产风险

胰岛素抵抗与流产风险存在明显的相关性，但这一点经常被医生忽视。早在十多年前，科学家就已经发现，有反复妊娠丢失的女性存在胰岛素抵抗的概率几乎是正常人群的4倍。

总体饮食方案

所有相关研究都传达了一个明确的信息，即高血糖和胰岛素抵抗会降低女性的生育能力。这对所有希望怀孕的女性来说都是坏消息。但好消息是，既然已经知道胰岛素抵抗会对生育造成影响，我们就有机会通过控制胰岛素分泌来改善生育能力。

首先应稍微降低碳水化合物的每日摄入量。即使对于不存在胰岛素抵抗或高血糖问题的女性，降低碳水化合物的摄入量依然有助于提高体外受精—胚胎移植治疗的成功率。一项研究中，研究人员要求12名年轻、健康、有过体外受精—胚胎移植治疗失败史的女性多摄入蛋白质类食物，少吃碳水化合物类食物，将蛋白质的供能比例从15%增加到27%，碳水化合物的供能比例从49%降到40%。在下一个体外受精—胚胎移植治疗周期前，这些受试者连续2个月坚持使用上述饮食模式。此后，研究人员将其这一次的体外受精—胚胎移植治疗结果与前一次的进行对比。结果改善非常明显，特别是那些质量合格、在形成胚胎后可发育到囊胚期的卵子占比显著提高：改变饮食模式前，只有19%的卵子可以发育到囊胚期；改变饮食模式后，有高达45%的卵子可以发育到囊胚期。最终，12名受试者中有10人成功受孕。

研究人员由此得出结论：存在胚胎发育不良问题的年轻女

性，可在体外受精—胚胎移植治疗周期前2个月，通过增加蛋白质摄入量、降低碳水化合物摄入量来提高囊胚形成的比例。

更为重要的是，该研究表明，为了提高卵子和胚胎的质量，我们并不需要极端地减少碳水化合物的摄入量和增加蛋白质的摄入量。在健康、均衡的饮食中，碳水化合物、蛋白质和脂肪的供能比例应分别占40%、30%和30%。对于很多人来说，只需每天改变一餐的营养素配比就很容易达到上述目标，比如把早餐中的烤面包或其他谷类食物改成鸡蛋。

为了确保摄入的营养素比例是正确的，你可以使用一些手机应用程序（如Carb Manager），连续几天对自己摄入的食物进行记录。你也可以每餐摄入大约50g碳水化合物，外加1份含20 ~ 30g碳水化合物的零食（相当于每天摄入170 ~ 180g碳水化合物，如果你的每日饮食总热量为1800kcal[①]，那么，这些碳水化合物所提供的热量就差不多是每日总热量的40%了）。

有超重、多囊卵巢综合征、糖尿病或胰岛素抵抗等问题的女性，碳水化合物的供能比例应该更低一些。但对于大多数女性而言，采取极低碳水化合物饮食（即生酮饮食）是没有必要的，甚至是有害的。某些情况下，生酮饮食会提高皮质醇水平，进而抑制甲状腺功能，这可能对女性的生育能力造成不良影响。

对于大多数女性而言，改变饮食模式只是为了保持血糖稳定，避免高血糖和高胰岛素血症带来的危害。降低碳水化合

---

① 1kcal ≈ 4.186kJ。

物的摄入量是实现这一目标的第一步，但需要注意的是，碳水化合物分很多种，选择合适种类的碳水化合物，能让我们更好地控制血糖，降低血浆胰岛素水平，为正在发育的卵子提供保护。

维持生育能力的最佳碳水化合物

从生育角度来看，最好选择消化慢、能适度升高血糖、不会令血浆胰岛素水平骤增的含碳水化合物的食物，这类食物包括豆类、坚果、种子、蔬菜和未加工的天然谷物（如野生大米、糙米、钢切燕麦和荞麦）。多吃这些食物，同时尽量减少精加工或精制碳水化合物类食物的摄入量，有助于稳定血糖，保障机体稳定的能量供应。

然后是减少各种糖的摄入量。目前，已有明确的证据表明，过量摄入糖分会影响女性的生育能力。例如，哈佛大学公共卫生学院的研究人员于2017年开展的一项研究发现，经常喝含糖苏打水的女性在体外受精—胚胎移植治疗期间的获卵数和优质胚胎数均偏少。总体而言，女性每天喝1杯以上的含糖苏打水，会导致体外受精—胚胎移植治疗的活产率降低16%。

即使不考虑体外受精—胚胎移植，糖类依然会影响女性的生育能力。2018年的一项研究表明，每天喝1杯以上含糖饮料的女性需要花更长的时间才能受孕。有趣的是，男性饮用含糖苏打水也会延长其伴侣的受孕时间。

需要指出的是，蜂蜜、食糖和高果糖玉米糖浆中存在的糖类（如葡萄糖、果糖和蔗糖）化学结构差异极小，它们都能导致血糖和血浆胰岛素水平升高。出于这一原因，减少摄入甜味剂和含糖量高的食物是有必要的。

虽然水果中也含有糖，但适量食用并不会对生育能力造成影响。水果中的糖是与膳食纤维一起摄入的，膳食纤维可以减缓糖的吸收，这在一定程度上可以减少血糖的波动。另外，水果还能提供一系列有益的抗氧化剂和维生素，对提高女性的生育能力非常有利。

相比之下，含糖饮料和甜味剂，它们只会使血糖和血浆胰岛素水平升高，却不能产生饱腹感，也不提供任何维生素。

因此，我们应尽量避免摄入添加糖，但可以食用少量的水果。对于大多数人来说，每天可以吃2份水果（1份水果约等于1个小苹果或香蕉，或1杯浆果）。如果你患有多囊卵巢综合征，或者需要严格控制血糖，那么，明智的做法是每天只吃1份水果，而且尽量选择低糖的品种（如草莓）。

如果你很喜欢吃甜食和水果，又担心自己控制不住食欲，少量的黑巧克力是个不错的选择。需要注意的是，习惯只有长期坚持才有效。不过，当你馋到极点时，偶尔放纵一下也不是什么值得内疚的事情。

是否可以食用高碳水化合物类蔬菜

绝大部分蔬菜都是助孕的好帮手。需要稍加留意的是土豆、笋瓜、甘薯、胡萝卜、山药、南瓜和玉米等高碳水化合物类蔬菜。与其他蔬菜相比，这些蔬菜对血糖的影响比较大。即便如此，只要搭配合理，除了土豆和玉米，它们仍然可以出现在你的食谱中。土豆和玉米非但提供不了大量的维生素和抗氧化剂，反而会对血糖水平产生非常明显的影响。相比之下，甘薯、胡萝卜、笋瓜和南瓜则富含 β-胡萝卜素，这对女性的生育能力来说极为重要。另外，这些蔬菜还富含其他维生素。

稳定血糖的其他益处

少摄入糖分、选择低碳水化合物饮食的另一个好处是可以延长饱腹感的持续时间，减少你对碳水化合物的渴望。这是因为人体为应对血糖的快速升高会大量分泌胰岛素，这往往导致血糖快速下降，从而使人体产生再次摄入大量碳水化合物的冲动。

如果血糖水平稳步上升，相对较弱的胰岛素反应不会令血糖水平快速下降，从而使血糖的波动幅度较小，你的情绪、能量水平和饮食冲动也会得到改善。如果你体重超标，这一策略还能帮你在不饿肚子的情况下成功减肥。对于提高生育能力而言，减轻体重可带来巨大的益处（超重的女性一般只要减掉 5% ~ 10% 的体重即可恢复生育能力）。

是否有必要清除麸质和乳制品

毫无疑问，麸质和乳制品会增加乳糜泻患者不孕和流产的发生风险。但是否每个人都有必要在备孕期间避免摄入麸质和乳制品呢？

有人担心麸质和乳制品会导致对它们敏感的人出现免疫反应和炎症（这些人可能并没有乳糜泻）。由本章后续内容可知，对于有子宫内膜异位症、免疫因素导致的习惯性流产或自身免疫性疾病患者，避免摄入麸质和乳制品是有意义的。但对于其他人来说，摄入麸质和乳制品不会造成任何问题。

之所以建议女性在备孕期间避免食用乳制品，是因为其中含有的激素可能会对生育造成影响。然而到目前为止，研究人员还没有确定二者之间存在明显关联。"护士健康研究"的结果显示，大量摄入全脂乳制品可以降低女性排卵障碍的发生风险。一项有关体外受精—胚胎移植治疗结局的最新研究显示，乳制品摄入量最高的女性组，活产率也最高。

当然，你有选择不吃含麸质食物和乳制品的权利。确实有一些不孕女性在排除含麸质食物和乳制品之后成功受孕了。验证这对你是否有效的一个办法是，在2周内完全不吃含麸质食物和乳制品并观察身体的反应，如果感觉良好，则表明你确实对麸质或乳制品敏感，那样的话，长期不吃含麸质食物和（或）乳制品会令你受益。

采用地中海饮食提高生育能力

如果助孕饮食的第一原则是稳定血糖，那么第二原则便是全面采用地中海饮食。这种饮食方式基于希腊、西班牙和意大利南部的传统饮食模式，鼓励多吃鱼、橄榄油、豆类和富含抗氧化剂的蔬菜。地中海饮食一直被誉为最健康的饮食模式之一，因为它不仅可以延长寿命，还能降低心脏病、癌症和糖尿病的发生风险。

除此之外，地中海饮食还能减轻炎症反应。这一点很重要，因为越来越多的证据表明，炎症与不孕和流产有关。研究人员在2018年发表了大量研究成果，这些研究成果均证实了这一观点。在探讨炎症反应这个话题之前，我们有必要阐述一下女性在备孕期间采用这种饮食模式的最主要理由——地中海饮食可以提高体外受精—胚胎移植治疗的成功率。

2018年，研究人员发现，在体外受精—胚胎移植治疗前连续6个月坚持采用地中海饮食的女性更容易受孕。研究人员认为，其中起重要作用的食物是蔬菜、水果、天然谷物、豆类、鱼和橄榄油。

此前，为了探究饮食与体外受精—胚胎移植治疗成功率之间的关系，研究人员对在荷兰一家生殖医学门诊就诊的161对夫妇进行了调查。结果发现，在体外受精—胚胎移植治疗前严格遵循地中海饮食的女性成功受孕的概率要比不遵循地中海饮食的女性高40%。研究人员认为，地中海饮食之所以能够显著提高受孕概率，主要有两个原因：一是地中海饮食富含对助孕有益的维生素，如叶酸、维生素 B_6 和维生素 B_{12}；二是地中海饮食富含有益脂肪酸。

地中海饮食中关键的维生素

地中海饮食的作用，部分得益于其含有的维生素。相关研究表明，严格遵循地中海饮食的女性，其体内的叶酸水平较高，维生素 B_6 和维生素 B_{12} 水平也较高。

这些维生素都对提高生育能力很有帮助，尤其是可以降低一种名为"同型半胱氨酸"的有害氨基酸的水平。研究发现，越是严格遵循地中海饮食的女性，她们体内同型半胱氨酸的水平就越低。

如前几章所述，科学家在很多年前就已经了解到，缺乏叶酸和维生素 B_{12} 会导致体内同型半胱氨酸水平升高，造成女性在体外受精—胚胎移植治疗周期中卵子数量和质量下降，进而降低胚胎质量。血同型半胱氨酸水平高还与流产率高有关，因为同型半胱氨酸会导致卵子染色体异常，并增加凝血风险。

地中海饮食可通过增加与生育相关的关键维生素水平来提高女性的生育能力。此外，它还有助于排出体内的同型半胱氨酸，从而提高卵子和胚胎的质量。许多大型研究已经证实，地中海饮食确实能够降低血同型半胱氨酸水平。这一关键功效对于叶酸代谢基因变异的人来说尤为重要。叶酸代谢基因变异被认为可引发血同型半胱氨酸水平升高，导致女性不孕和流产的发生风险升高。

维生素 B_6 也对女性生育能力有明显影响。研究发现，补充维生素 B_6 可使女性受孕概率提高40%，早期流产率降低30%。维生素 B_6 在鱼类体内含量非常丰富，而鱼类正是地中海饮食的主要组成部分。

对生育能力有益的脂肪酸

地中海饮食富含具有抗炎作用的脂肪酸，这些脂肪酸主要存在于鱼类、坚果以及橄榄油中，可以提高女性的生育能力、降低流产的发生风险。近年来开展的不少高质量研究表明，上述脂肪酸可对女性生育能力产生有益影响，而其他脂肪酸（主要是饱和脂肪酸）则正好相反。

研究表明，ω-3脂肪酸水平充足的女性在接受体外受精—胚胎移植治疗时更容易获得高质量胚胎。2017年，哈佛大学的研究人员发现，在接受体外受精—胚胎移植治疗的女性中，血液中ω-3脂肪酸含量高于平均水平者，其受孕概率要比其他女性高很多。

这项研究还对ω-3脂肪酸的类型做了区分。结果发现，只有鱼类中存在的特殊类型ω-3脂肪酸才具有助孕功效，而植物来源的ω-3脂肪酸似乎用处不大。

除了接受体外受精—胚胎移植治疗的女性，对于其他女性甚至男性，多吃鱼也能显著提高生育能力。2018年的一项研究中，研究人员对500名希望自然受孕的夫妇食用海鲜的情况进行了记录，结果发现，每周吃2次以上海鲜的夫妇年内怀孕率高达92%，而这一比例在不常吃海鲜的夫妇中仅为79%。哈佛大学公共卫生学院的奥黛丽·加斯金斯认为，备孕期间的男性和女性都应该注意饮食。为了达到最佳效果，建议夫妻双方都多吃海鲜。

一项涵盖2000名女性的大规模研究发现，相对于ω-3脂肪酸摄入量不足的女性，摄入足量ω-3脂肪酸的女性能够更快受孕。研究人员指出，这可能是因为ω-3脂肪酸可以减轻炎症反应，支持孕酮生成，增加子宫血流量。

但研究同时发现，当 ω-3 脂肪酸摄入量超过一定水平后，并不会带来额外的益处。对于想提高生育能力的女性来说，每周吃 2 次富含 ω-3 脂肪酸的鱼类即可。

但是，大多数女性在备孕期间吃鱼的频率都很低，造成这一现象的部分原因可能是人们担心鱼肉中含汞。事实上，市面上 90% 的鱼汞含量都很低。汞含量较高的鱼类主要是旗鱼和金枪鱼。不少鱼不但富含 ω-3 脂肪酸，而且汞含量可以忽略不计，如三文鱼、沙丁鱼和大西洋鲭鱼。

虽然野生三文鱼比养殖三文鱼更受欢迎，但知名企业养殖的三文鱼仍然是个不错的选择。此外，购买散装冷冻三文鱼或用锡纸包装的三文鱼比较经济实惠。

如果你不经常吃海鲜，或者只喜欢吃 ω-3 脂肪酸含量较低的鱼类，可以选择服用低剂量鱼油补充剂。这或许会让你更有安全感，但是，到目前为止还没有研究表明，服用鱼油补充剂可以达到和吃鱼一样的效果（至少对于女性来说是这样）。对于男性来说，研究已经证，实鱼油补充剂可以改善精子质量。ω-3 脂肪酸的推荐剂量为每天 700 ~ 1000mg。

我们也可以使用橄榄油来优化生育能力。橄榄油是地中海饮食的关键组成部分，这也是地中海饮食能够提高体外受精—胚胎移植治疗成功率的一个主要原因。橄榄油不仅富含维生素 E 等抗氧化剂，还含有一种名为"油酸"的单不饱和脂肪酸。油酸是在卵子发育过程中起着重要作用的主要天然脂肪酸之一。

2017 年发表的一篇研究报告指出，血液中油酸含量较高的女性在体外受精—胚胎移植治疗中获得的成熟卵子数也较多。橄榄油中的其他脂肪酸，如亚油酸，也能提高女性的生育能力。除了橄榄油，坚果油、种子油和其他一些植物油中也富含亚油酸。

相反，通常存在于椰子油、黄油和红肉中的饱和脂肪酸则会对卵子发育产生不良影响。大量摄入红肉可造成胚胎质量低下。相比之下，含有较多鱼肉和橄榄油以及较少红肉的饮食能够为早期胚胎发育提供支持。

总结一下，提高鱼类、橄榄油、坚果和种子的摄入量，同时降低红肉、黄油等富含饱和脂肪酸食物的摄入量，可以显著提高生育能力。

2018年发表的一篇研究报告指出，以此种方式平衡脂肪酸的摄入量，对叶酸代谢基因变异的人尤为有效。研究发现，多吃鱼肉和提高单不饱和脂肪酸与饱和脂肪酸的比值可以降低血同型半胱氨酸水平。如前文所述，高血同型半胱氨酸是叶酸代谢基因变异人群不孕和流产的原因之一。这项研究建议选择地中海饮食以减弱叶酸代谢基因变异对生育能力的影响。

地中海饮食与流产

具有抗炎作用的地中海饮食还可能有助于预防卵子染色体正常时的流产。

即使检测结果显示胎儿没有染色体异常，但某些女性仍然反复出现妊娠丢失。很显然，这是由其他因素造成的。最新研究表明，一个可能的罪魁祸首是炎症反应。

2018年，西班牙的研究人员对一组年龄在30岁以下、有习惯性流产史的女性的12种血液标志物进行了检测。结果发现，与对照组相比，有习惯性流产史的女性存在两大差异——炎症反应高（标志物为C反应蛋白）和维生素D水平低。

通过第4章的学习，我们已经知道，维生素D具有缓解炎症的作用，对预防流产很重要。此外，我们也可以通过饮食干预来减轻炎症反应。大量研究表明，地中海饮食能够抑制炎症反应，特别是降低C反应蛋白水平。因此，选取这种饮食法极有可能有助于降低由炎症反应引发的流产风险。

"炎症反应"一词通常用于非特异性免疫，即免疫系统的攻击目标并不确定时。但在某些情况下，习惯性流产可能是由自身免疫问题引起的。抗磷脂综合征就是一种可以引起流产的自身免疫性疾病。

如果你经历过流产，而且某些自身免疫抗体呈阳性，那么，你可能需要服用免疫抑制剂和（或）抗凝药来降低流产风险。当然，你还可以采用一些饮食策略（详见下一节）。

适用于自身免疫性疾病患者、子宫内膜异位症患者和免疫因素造成的流产的患者的改良助孕饮食

如果免疫系统问题影响到了你的生育，那么调整饮食或许会有所帮助。这些免疫系统问题包括：

· 自身免疫性疾病（如自身免疫性甲状腺病、牛皮癣、狼

疮、多发性硬化症、克罗恩病、溃疡性结肠炎等）

·子宫内膜异位症；

·抗磷脂综合征。

上述情况下，免疫系统会将机体自身组织误认为外来入侵者，进而发起攻击，产生严重的炎症反应。这种炎症反应不仅会损害卵子质量，还可能增加流产的发生风险。

因此，我们有必要特别注意引发一般炎症反应的饮食因素。这意味着不仅要减少糖和饱和脂肪酸的摄入量，还要多吃具有抗炎作用的蔬菜和来自鱼类及橄榄油中的健康脂肪。对于免疫系统受到破坏的女性来说，还有必要采取进一步的措施，如避免食用那些常被归为健康食品但其实会在敏感人群身上引起免疫反应的食物，如含麸质食物和乳制品。

麸质和乳制品是造成敏感人群自身免疫性疾病恶化的罪魁祸首。因此，即使是最保守的内分泌专家也经常建议患自身免疫性甲状腺病的女性在备孕期间不要食用含麸质食物和乳制品。另外，研究还发现，无麸质饮食可使子宫内膜异位症导致的疼痛减轻75%。

对于由自身免疫因素导致流产的女性，无麸质饮食也有益处。我们知道，乳糜泻是造成习惯性流产的常见原因，但即使你不存在乳糜泻，麸质仍然可能在你体内引起炎症反应。（可以通过实验室检查确定你是否对特定食物敏感。）

杰弗里·布拉弗曼博士是一位专门从事习惯性流产研究的著名生殖免疫学家，他认为，在治疗习惯性流产时，一定不能忽视麸质敏感问题。虽然并不是所有的习惯性流产女性都对麸质敏感，但布拉弗曼博士建议："总体来说，避免食用含麸质食物是不会有错的。"

乳制品是另一种可造成潜在问题的食物，因为它是最常见的食物过敏原之一。因此，对于有免疫功能问题女性，避免食用含麸质食物和乳制品有助于恢复免疫平衡。

如果愿意，严重的自身免疫性疾病患者还可以采取更进一步的措施。饮食对自身免疫性疾病有着重要影响，这一点我已经亲身经历和见证。在经过15年的不懈抗争后，我凭借饮食疗法战胜了顽固的退行性关节炎。[由于患有退行性关节炎，我的脊椎和髋关节极不稳定，这也是我不得不寻求体外受精—胚胎移植治疗的原因。后来，我学会了如何通过饮食来控制自身免疫性疾病。我将这段经历写进了《通过恢复菌群治疗关节炎与银屑病》(*The Keystone Approach: Healing Arthritis and Psoriasis by Restoring the Microbiome*) 一书。]

一般推荐自身免疫性疾病患者采用自身免疫性原始饮食（AIP饮食），这种饮食方式推荐食用动物蛋白、水果、蔬菜、椰子油和动物脂肪，同时排除谷物、豆类、坚果、鸡蛋和乳制品等常见过敏原。

AIP饮食的某些原则，如避免过敏原，对诸多自身免疫性疾病患者都有帮助。但这种饮食法在某些情况下可能会起反作用。最新研究表明，AIP饮食中包含的红肉、椰子油和酥油会增强炎症反应。相比之下，以地中海饮食为基础的饮食模式在免疫修复方面效果更佳。

综合所有关于饮食和自身免疫性疾病的研究结论，我们可以发现，基于地中海饮食改良的饮食结构，即清除可引起自身免疫反应的食物（如谷物、大豆、坚果、鸡蛋和乳制品），是自身免疫性疾病患者的最佳选择。

酒精与生育

数十年来，酒精是否损害生育的问题一直困扰着研究人员。1998年，一项小规模但广为人知的研究报告称，每周饮用含酒精饮料1～5次可导致受孕概率显著下降。但这项研究样本量较小，只覆盖了400名女性。

如今，大规模研究得出了比较可靠的结论。一项40000名女性参加的研究发现，每周饮酒超过14次才会导致生育能力下降。这一结论被2016年发表的一篇研究报告所证实，这项研究涉及6000名女性，研究人员认为："每周饮酒少于14次，似乎不会对生育能力造成明显影响。"

但需要指出的是，这些研究均针对的是希望自然受孕的女性。因此，其结果并不一定适用于那些受生育问题困扰且希望通过体外受精—胚胎移植治疗而受孕的女性。

在体外受精—胚胎移植治疗过程中，饮酒可能带来诸多问题，但当少于一定量时，其影响相对较小。2011年，哈佛大学医学院的研究人员调查了2000多对接受体外受精—胚胎移植治疗的夫妇。他们发现，与每周饮酒少于4次的女性相比，每周饮酒超过4次的女性活产率降低了16%。西班牙的研究人员于2014年得出了类似的结果。

最近，在一项规模较大的研究中，研究人员随访了12000名接受体外受精—胚胎移植治疗的丹麦女性。研究报告指出，重度饮酒（每周饮酒超过7次）的女性活产率仅出现小幅下降，每周期活产率为20%（不饮酒的女性为22%）。

哈佛大学的研究人员在2017年发表的一篇研究报告指出，每天摄入12g酒精不会对体外受精—胚胎移植治疗的活产率产生影响。一小杯葡萄酒的酒精含量为14g，所以，这项研究得出的酒精阈值相当于每周饮用6小杯葡萄酒。

"小心驶得万年船"，将酒精摄入量控制在绝对低值自然更为稳妥。但所有研究均表明，偶尔喝一杯葡萄酒并不会显著降低女性的受孕概率。

最新研究还发现，女性在怀孕前偶尔饮酒并不会增加流产和死产的发生风险。在此，我们有必要再次做一个仔细的区分。大量研究表明，女性在妊娠期经常饮酒的确会增加流产的发生风险，原因可能是酒精会干扰胎儿发育，但怀孕前少量或适量饮酒并无大碍。

上述结论是"护士健康研究"于2016年基于对27000例怀孕女性的调查得出的。研究人员发现，怀孕前饮酒与流产或死产无关。这项研究仅针对无妊娠丢失史的女性，其他研究发现，摄入酒精与习惯性流产关系不大。

但在备孕期间戒酒显然是最稳妥的做法，而且这也是美国疾病控制与预防中心的建议。美国疾病控制与预防中心的专家认为："目前我们不知道女性在妊娠期和备孕期的安全饮酒量。"不过，美国疾病控制与预防中心的专家对备孕期女性饮酒的主要担忧，在于她们可能在对怀孕不知情的情况下饮酒，因为多数妊娠都是在孕4～6周时才被发现的。由于各种原因，在这段时间饮酒容易造成问题。但如果你刚刚经历过体外受精—胚胎移植治疗失败或妊娠丢失，或者在知道自己并没有怀孕的情况下，饮用一杯葡萄酒，是不会有什么影响的。

咖啡因与生育

另一个存在争议的问题是备孕期间咖啡因的安全摄入量。我们主要担心的是咖啡因是否会增加流产的发生风险。

现在，人们已经知道女性在妊娠期每天饮用几杯咖啡会明显增加流产的发生风险。不幸的是，怀孕前饮用咖啡似乎也会造成类似的问题。

2018年，一项涉及15000名孕妇的研究发现，相比于未在怀孕前饮用咖啡的女性，在怀孕前每天喝4杯或4杯以上咖啡的女性流产的概率要高出20%。

对于咖啡因摄入量较少的女性来说，虽然这种风险表现得并不明显，但即使少量摄入咖啡因也会增加流产的发生风险。这一发现与此前的研究结论是一致的。研究人员此前发现，女性在妊娠期每天摄入50～150mg咖啡因即可导致流产的发生风险增加。现实情况是，一杯咖啡中一般含有100～200mg咖啡因。（一中杯现煮咖啡含260mg咖啡因，一杯双倍量卡布奇诺含150mg咖啡因。）而且，许多人低估了茶中的咖啡因含量。一杯绿茶通常含有25mg咖啡因，而一杯红茶中的咖啡因含量则为50mg。因此，每天喝一杯红茶或小半杯咖啡都会使女性的流产发生风险增加。

尽管一些研究表明咖啡因对女性生育没有影响，但有一些研究认为咖啡因会造成女性受孕困难。耶鲁大学的一项研究显示，相对于持续喝茶或咖啡的女性，过去常喝但在生育治疗前停止饮用茶或咖啡的女性妊娠率和活产率都较高。另一项研究发现，咖啡因可导致接受体外受精—胚胎移植治疗的女性获得的高质量胚胎数减少。

所以，虽然可能没有必要完全避免喝茶或咖啡，但我们有理由对咖啡因的摄入量保持警惕。每天喝一杯茶或半杯咖啡可能不会产生太大影响，但最好还是逐渐替换成脱咖啡因的茶或咖啡。（可以分几周逐步替换，避免脱瘾造成的头痛。）在家自制脱咖啡因咖啡时，最好购买通过"瑞士水处理法"脱咖啡因的有机咖啡豆，而不是选择经化学溶剂处理的品牌。

结 论

已有明确证据表明，某些种类的碳水化合物可导致血糖水平飙升，这会导致激素紊乱、卵子质量下降，进而影响生育能力。减少碳水化合物摄入量、多吃纯天然食物（如藜麦、野生大米和豆类）有助于保持血糖稳定。血糖稳定，反过来又会促进激素平衡，并显著提高卵子质量。

研究人员还发现，地中海饮食可以提高女性生育能力，这是因为地中海饮食提倡多吃蔬菜、健康脂肪、豆类和海鲜，这些食物较其他食物而言，含有更多的能够降低炎症反应和提高生育能力的特殊维生素和脂肪酸。

行动方案

为了提高生育能力，你可以采用由下列食物构成的饮食：

·碳水化合物含量低的未加工食物（如藜麦、野生大米、钢切燕麦、荞麦、扁豆和其他豆类）；

·少量深色高淀粉蔬菜，如甘薯、笋瓜、南瓜和胡萝卜；

·绿叶蔬菜和其他非淀粉类蔬菜；

·适量水果（每天2份）；

·未经加工的优质蛋白质类食物，如鱼肉、鸡肉和豆类；

·健康脂肪，包括橄榄油、鳄梨、坚果和种子。

为了进一步提高卵子质量和生育能力，你应该避免食用：

·精制碳水化合物类食物，如白面包和深加工早餐谷物；

·添加糖和其他甜味剂；

·含麸质食物与乳制品（如果你有炎症或自身免疫性疾病，包括习惯性流产、子宫内膜异位症、自身免疫性甲状腺病等）；

·含咖啡因或酒精的饮料（在知道自己未怀孕的情况下，可以偶尔喝一杯红酒）。

第 **14** 章

精子质量

可能与不可能全赖于人的决心。

——汤米·拉索达

精子质量对于所有备孕夫妇而言都是一个值得关注的问题。无论女性不孕是因为年龄太大还是其他原因导致的，在卵子质量较差或在体外受精—胚胎移植治疗周期中获卵数较少的情况下，男性精子质量的优劣就变得更加重要了。这种情况下，女性更不应当将为数不多的高质量卵子浪费在质量欠佳的精子上。因此，男性也有责任在生育方面尽一份力。最新研究表明，精子质量差可能是导致习惯性流产的一个重要因素。因此，男性应该在女性受孕前几个月尽一切可能来提高精子质量。

幸运的是，在多年科学研究的支持下，如今我们可以通过多种手段（如补充营养素或其他策略）来提高精子质量。但首先，我们有必要消除一些有关男性生育能力的误区。

有关男性生育能力的三个误区

误区 1：受孕困难通常是女性的问题

事实上，女性受孕困难有一半的原因来自男性。人们之所以会错误地认为女性不孕更为普遍，可能是因为生殖医学门诊设置的检查和治疗手段大多是针对女性的。

尽管宫内人工授精和体外受精—胚胎移植等生育治疗手段的对象都是女性，但在许多情况下，这些治疗的目的恰恰是为了解决因精子质量差造成的问题。即便是有了这些先进的生育治疗手段，精子质量差仍然是妊娠的重要限制因素，而且会增加流产的发生风险。

无论一对夫妇试图采取自然受孕还是通过体外受精—胚胎移植治疗受孕，男性因素始终起着至关重要的作用。只可惜，这一作用很多时候都未引起足够的重视。造成这一现象的原因，部分在于生殖医学门诊提供的传统精液分析远远不够全面。

传统精液分析主要集中于以下 3 个参数。

·精子数/浓度：单位体积精液中的精子数量。

·精子活力：精子游向卵子的能力。

·精子形态：拥有正常形状和外观的精子占精子总数的百分比。

尽管上述参数中的任何一个存在问题都会加大女性的受孕难度，但这种传统精液分析并不能说明全部问题，因为传统检测手段没有考察精子是否存在DNA损伤。

最新研究表明，精子DNA质量比传统的精液参数更加重要。DNA质量包括的内容很广，比如DNA是否存在突变、染色体的数目是否正常，以及DNA链是否完整等。

精子DNA损伤会导致一系列问题，如受精率和胚胎着床率低、婴儿存在严重出生缺陷等。

有证据表明，精子DNA损伤会增加女性的流产发生风险。最近，研究人员发现，有不明原因流产史的女性，其伴侣存在精子DNA损伤的概率较高，这表明精子DNA损伤可能是导致妊娠丢失的一个因素。2019年发表的一篇研究报告指出，有习惯性流产史的女性，其伴侣精子DNA损伤的概率是正常人群的3倍。2017年的一项研究发现，精子DNA损伤的程度对体外受精—胚胎移植治疗中的妊娠成功率有显著影响。

总之，精子质量对所有希望孕育下一代的夫妇来说都是一个需要考虑的重要因素，对于有流产史或体外受精—胚胎移植治疗失败史的夫妇来说更是如此。这些情况下，建议你们进行精子DNA检测，其中最为精确的检测手段是精子染色质结构检测。

误区2：男性的生育能力在50岁之前都不会减退

现实情况是，45岁的男性，其生育能力比35岁的男性低很多，因为精子质量在35岁时便开始下降。造成精子质量下降的一个主要原因，是年长男性的精子中存在更多的DNA断裂、突变和其他染色体异常。研究表明，45岁男性的精子发生DNA断裂的概率是30岁男性的2倍。

男性因为年龄增长而导致的生育能力下降常常被人们忽视。很多人错误地认为流产或产下患先天缺陷（如唐氏综合征）的婴儿，原因是母亲的年龄太大，而父亲的年龄对此并无影响。但研究发现，当父亲的年龄在40岁以上时，新生儿患严重先天缺陷的概率会增加20%；40岁以上的男性，因为存在较高的精子DNA损伤程度，会令女性流产的发生风险增加1倍以上。

对于男性来说，随着年龄的增长，不仅会出现精子DNA损伤，还会出现精子活力下降和精子数量减少，精子的形态也会出现异常。

所幸的是，精子质量下降是可以预防和扭转的。已有研究表明，采取健康饮食和补充相应的营养素，可显著改善年长男性的精子质量。

误区3：精子质量是无法改善的

数十年的科学研究表明，精子质量，甚至精子的DNA质量，都是可以改善的。改善精子质量有很多好处，比如，可以提高受孕概率（无论是自然受孕还是通过辅助生殖技术受孕），还可以降低流产和婴儿出生缺陷的发生率。

在了解可提高精子质量的措施前，我们有必要先厘清精子质量是如何受损的。

精子的产生周期为两个多月。在这段时间内，各种环境和生活因素都能对精子发育过程产生影响，其中，影响精子质量的重要因素是氧化。

氧化是人体内的一种化学反应，与金属生锈和苹果切开后切面变成棕色的原理类似。精子发育过程中，会有正常、健康的氧化反应发生，机体的氧化防御系统会防止这种氧化反应失去控制。氧化防御系统由抗氧化剂（如维生素C、维生素E等）和特殊的酶组成，它们可以保护精子免受氧化损伤。

毒素暴露和维生素缺乏会导致机体氧化防御功能障碍，从而使精子出现氧化损伤。研究表明，高达80%的男性不育是由精子氧化损伤造成的。

氧化损伤不仅会影响传统的精液检查参数（即精子数、精子活力和精子形态），还可能造成精子DNA损伤。克利夫兰医学中心的研究发现，精液氧化水平高的男性，精子更容易发生DNA断裂，功能正常的精子数更少。

约1/4的男性不育是由感染、输精管堵塞和精索静脉曲张之类的问题导致的。如果你的伴侣也存在上述问题，可以通过服用药物或手术来改善精子质量。除了这些传统治疗手段，我们还可以采用其他一些方法来改善精子质量。

事实上，对于患有泌尿系统疾病的男性来说，采用自然手段来提高精子质量可能更为妥当，因为这种情况下，不育是由精子氧化损伤导致的。

当女性的卵子质量较差时，男性提升精子质量就显得非常重要了。与精子无法修复DNA损伤不同，卵子有专门的机制修复DNA损伤，这一机制能够克服精子受损带来的不良影响。但是，只有高质量的卵子才能完成上述修复过程。所以，大龄女性的卵子可能无法充分修复劣质精子造成的DNA损伤，从而使女性更加难以受孕。

好消息是，对于大多数男性而言，精子质量至少在一定程度上是可以控制的。你只需补充维生素和采取其他一些简单措施，即可预防精子氧化损伤，保护自己的生育能力。

如何提高精子质量

在提高精子质量方面，最重要的一项措施是坚持服用含抗氧化剂的补充剂。数十项研究已经证实，男性坚持服用抗氧化补充剂可以提高精子质量，增加伴侣的受孕概率。

一篇综述对34项相关研究进行了分析，结果发现，与未服用抗氧化补充剂的男性相比，服用抗氧化补充剂的男性，其伴侣的受孕概率提高了4倍，活产率更是提高了近5倍。而且，研究人员未发现服用抗氧化补充剂会产生不良反应。

也有研究表明，抗氧化补充剂对改善因精子DNA损伤造成的男性不育特别有效。一项研究中，经卵细胞质内单精子注射[①]治疗失败后，对其中具有DNA碎片化问题的男性，给予连续2个月每天服用维生素C和维生素E治疗，结果发现，这些男性在再次接受经卵细胞质内单精子注射治疗时效果有了明显

————————————

① 一种与体外受精—胚胎移植治疗类似的辅助生殖技术，但不同的是精子会被直接注入卵子中。

改善，其配偶的临床妊娠率从7%跃升至48%。

虽然不同研究使用的抗氧化剂组合存在差异，但其中最受研究人员关注的是维生素C、维生素E、锌、叶酸和硒。维生素C和维生素E可直接起到抗氧化作用，而锌、叶酸和硒则是通过复杂一些的方式（如辅助抗氧化酶）来防止氧化损伤的。

虽然研究人员一直试图确定哪种维生素（或维生素组合）最有效，但每天服用复合维生素即可满足基础营养需求。专为男性研制的复合维生素中的硒含量很高，因此是个极佳选择。

对于有习惯性流产或体外受精—胚胎移植治疗失败史的女性，其伴侣也有必要服用含甲基叶酸（而不是合成叶酸）的复合维生素。因为最新研究发现，习惯性流产与男性叶酸代谢基因缺陷之间可能存在关联。这种基因缺陷可影响精子的DNA质量，进而导致女性流产。

建议男性在计划要孩子前2～3个月开始服用复合维生素。

虽然复合维生素是极好的补充剂，但你的伴侣仍然可以添加其他抗氧化剂，以为精子提供更全面的保护。在所有其他抗氧化剂中，最为有效的当属辅酶Q_{10}。辅酶Q_{10}是存在于人体细胞中的一种重要的抗氧化分子。辅酶Q_{10}不仅是一种抗氧化剂，还是细胞制造能量的关键成分，因此对提高精子质量极为有益。

研究人员早就发现，精子质量和存在于精子中的辅酶Q_{10}

水平之间存在相关性。辅酶Q_{10}水平较低的男性精子数较少，精子活力也较差。

近年来，一些随机双盲安慰剂对照研究发现，服用辅酶Q_{10}补充剂可以改善精子的数量、活力与形态。一项最新研究显示，辅酶Q_{10}、其他抗氧化剂和维生素B_{12}搭配使用，不仅能够改善传统的精子参数，还能使精子DNA的完整性得到显著提高。

研究认为，辅酶Q_{10}可以通过提高抗氧化酶的活性来改善精子质量，而且辅酶Q_{10}可以增强细胞能量（即ATP）生成，充足的能量供应对精子的产生与活力的维持十分重要。但细胞只有在辅酶Q_{10}充足时才能制造能量。辅酶Q_{10}有可能通过增加能量生成来提高精子质量，但这一点尚未得到证实。已经得到证实的是，辅酶Q_{10}能够预防精子DNA的氧化损伤，这为男性补充辅酶Q_{10}提供了充分的理由。

泛醇（详见第6章）是辅酶Q_{10}的一种理想剂型，建议用量为每天200mg。有严重生育问题的男性，可以将剂量增至每天400mg。

提升精子质量的高级营养素补充方案

如果你的伴侣精子质量确实有问题，或者你有体外受精—胚胎移植治疗失败史或习惯性流产史，那么，你有必要让你的伴侣服用一些能够提高精子质量的营养素补充剂，如：

· α-硫辛酸；

· ω-3脂肪酸；

· 左旋肉碱。

上述营养素在提高精子质量方面都有明确的科学研究证据。一项随机双盲安慰剂对照研究发现，在连续12周每天服用α-硫辛酸后，男性的精子密度和精子活力都有显著改善。α-硫辛酸的建议用量为每天600mg。如果服用的是R-α-硫辛酸，那么每天补充200～300mg就可以了。

此外，双盲安慰剂对照试验显示，ω-3脂肪酸可以提高精子质量，尤其是能够预防精子DNA损伤。2016年发表的一篇研究报告指出，连续服用ω-3脂肪酸补充剂3个月，可以使DNA受损的精子比例从22%下降至9%。（本研究使用的剂量为每天1500mg，其中含有990mg DHA和135mg EPA。）

如果检测发现你的伴侣精子活力有问题，可以让他补充左旋肉碱。多项随机研究发现，左旋肉碱可使精子活力平均提高8%，精子形态改善5%。对于精子氧化损伤严重的男性，补充左旋肉碱的获益更大——左旋肉碱可使活跃的精子数增加2倍以上。左旋肉碱对因精索静脉曲张而导致精子质量差的男性尤其有效。左旋肉碱的建议用量为每天1000mg。

乙酰左旋肉碱是左旋肉碱的一种形式。研究发现，无论是服用左旋肉碱还是乙酰左旋肉碱，都能够提高精子质量。相对于乙酰左旋肉碱，我们还是首选左旋肉碱，因为左旋肉碱的功效已经被大量研究所证实。

尽管连续几个月服用上述营养素确实会让你的伴侣觉得很麻烦，但这会极大地提高你的受孕概率。为了不让你因屡次体外受精—胚胎移植治疗失败而频频遭受生理和心理上的打击，你的伴侣做出这点努力是值得的。

通过饮食提高伴侣的抗氧化水平

为了提高精子质量，你的伴侣有必要加大抗氧化剂的饮食获取量。多年的科学研究已经证实，如果男性饮食中含有更多的抗氧化剂，则精子更有可能染色体数目正常，而且精液参数也往往会更好。

举个例子，研究人员发现，水果和谷物摄入量较高的男性精子质量更好。之所以会出现这种情况，叶酸的作用功不可没。

加利福尼亚劳伦斯伯克利国家实验室的研究人员最近发现，食物中含有的抗氧化剂甚至能够预防或扭转因年龄增长而引发的精子DNA损伤。研究结果显示，通过食物和营养素补充剂摄入维生素C、维生素E、锌和叶酸的量最高的男性，精子DNA损伤的情况最少。

事实上，上述营养素摄入量最高的男性的精子DNA质量与比他们年轻的男子无异。这表明，我们能够预防因男性年龄增长而引起的生育能力下降、高流产率和高出生缺陷风险。

复合维生素中含有的抗氧化剂数量和功效均不及食物中的天然抗氧化剂，这就凸显了饮食的重要性。番茄红素是一种被证实对提升精子质量有帮助但在复合维生素中一般不存在的抗氧化剂。这种抗氧化剂存在于西红柿中，而且，西红柿在煮熟（如做成番茄酱）之后，其中的番茄红素浓度会显著升高。

其他有效的抗氧化剂包括使浆果呈深紫色的花青素以及存在于胡萝卜和甘薯中的 β–胡萝卜素。绿茶和黑巧克力中也富含抗氧化剂，只是其中的抗氧化剂与精子质量之间的关系我们目前还知之甚少。在不知道哪种抗氧化剂最为有效的情况下，最好选择吃多种水果和蔬菜，尤其是颜色深的品种，因为其中的抗氧化剂含量通常较高。

此外，建议你选择农药残留较少的水果和蔬菜，如木瓜、菠萝、杧果、鳄梨、卷心菜、洋葱、豌豆和西蓝花。哈佛大学公共卫生学院的研究人员最近发现，男性在改吃农药残留较少的水果和蔬菜后，精子总数平均增加了169%，精子密度平均上升了173%。

除了抗氧化剂，本书第13章中介绍的饮食规则同样适用于男性。研究表明，减少糖与红肉的摄入，多吃鱼肉和粗粮，对提高男性生育能力也很有好处。

酒精与精子质量

大量饮酒会损害精子质量，这一点是毋庸置疑的。但适量饮酒会不会对精子质量有所影响，目前的研究证据还不多。尽管不少研究人员认为适量饮酒不会对精子质量产生影响，但仍有一些针对体外受精—胚胎移植治疗的研究认为，适量饮酒会降低男性的生育能力。

加利福尼亚大学的研究人员对男性在体外受精—胚胎移

植治疗过程中饮酒是否会影响治疗效果进行了评估。结果发现，每天多饮一杯酒的男性，相对于不饮酒的男性，活产失败率上升了一倍多。

最近，巴西一家生育门诊开展的一项研究显示，男性饮酒会降低精子数、精子活力和受精率。已知摄入酒精可增加全身氧化应激反应，这也是酒精对精子质量造成不良影响的原因之一。

虽然偶尔喝一杯葡萄酒并不会造成任何影响，但千万不要饮酒过量，尤其是当你和伴侣正在积极备孕时。

减少环境毒素暴露

饮食并不是可对精子质量造成影响的唯一生活因素，日常生活环境中存在的毒素也会造成氧化应激。研究发现，80%的不育男性体内都存在氧化应激。毒素通常通过破坏抗氧化酶的活性导致体内氧化应激水平增加，从而对精子质量带来一系列不良影响。

美国登记在册的化学物质达80000多种，但只有很少一部分经过安全检测，而且这些检测几乎都与生殖无关。人类每天都会接触很多种化学物质。虽然我们尚不清楚哪些化学物质对备孕期男性的影响比较大，但目前已知对发育中的卵子可造成影响的毒素（即邻苯二甲酸酯和双酚A）也会影响精子质量。邻苯二甲酸酯和双酚A是两种广泛存在于我们生活中的化学物质，人们在很早以前就发现它们能够干扰激素活动。

邻苯二甲酸酯

邻苯二甲酸酯是一组化学物质，被广泛应用于各种日用品中，如古龙水、洗衣粉、空气清新剂，以及由乙烯或聚氯乙烯制成的各种柔软、有弹性的塑料制品。如第3章所述，儿童玩具是禁止使用邻苯二甲酸酯的，而且欧洲各国规定个人护理产品不得含有邻苯二甲酸酯，但除此之外，人们很少采取措施控制日常邻苯二甲酸酯暴露。然而，科学家早在20多年前就已经知道，这些化学物质会被人体吸收，并使各种重要激素难以正常发挥作用。

作为一种内分泌干扰物，邻苯二甲酸酯会对人体造成一系列影响，例如，胚胎暴露于邻苯二甲酸酯环境下会导致男婴生殖器畸形。经过多年的激烈争论，如今研究人员已经证实，邻苯二甲酸酯的确能够损害成年男性的精子质量。

研究表明，男性暴露于一定浓度的邻苯二甲酸酯环境，会导致精子DNA损伤，以及传统概念中的精子质量下降。邻苯二甲酸酯可通过多种方式伤害精子，包括改变激素水平和引起氧化应激。具体来说，高水平的邻苯二甲酸酯与男性睾酮以及其他影响男性生育能力的激素水平下降有关。一项针对10000余名受试者的大型研究发现，高水平的邻苯二甲酸酯与全身的氧化应激之间存在关联。

最后，即使邻苯二甲酸酯仅能造成精子质量轻微下降，但这足以导致男性生育能力降低。在2013年召开的美国生殖医学学会会议上，研究人员公布了一项研究成果，他们研究了

500对夫妇的邻苯二甲酸酯水平和妊娠成功率之间的关系，结果发现，邻苯二甲酸酯水平最高的男性，一年内使其伴侣受孕的概率比邻苯二甲酸酯水平正常的男性低了20%。

为了降低邻苯二甲酸酯的暴露水平，我们建议男性在家尽量减少乙烯/聚氯乙烯产品的使用，选择不含邻苯二甲酸酯的洗发水，以及不带香味的洗衣粉、剃须膏和除臭剂，而且要尽量不用香水。此外，要尽量少吃加工食品，多吃用天然食材制作的食品。

双酚A

双酚A是另一种可对男性生育能力构成威胁的毒素。双酚A及其同族化学物质通常存在于罐头食品、可重复使用的塑料食品容器以及纸质收据的涂层中。由于双酚A是一种可模拟雌激素作用的内分泌干扰物，所以研究人员早就注意到了它。

密歇根大学的研究人员开展了一项有关双酚A与精子质量关系的研究，结果发现，男性尿液中的高水平双酚A与精子数量少、精子活力差、精子形态异常率高以及较高的精子DNA损伤率存在相关性。

其他研究也表明，双酚A水平高的男性精子数量偏少、精子质量偏差。此外，动物实验表明，当实验动物暴露于相当于人类日常双酚A暴露水平时，其精子生成会受到干扰，并会导致精子DNA断裂。

尽管双酚A对精子质量的影响尚无明确结论，但已有的证据足以让我们对这种化学物质保持警惕。为了避免双酚A暴露，我们可以采取的措施包括，避免食用深加工食品（如罐头食品），以及使用玻璃或不锈钢材质的餐具来代替塑料餐具（详见第2章）等。

铅和其他重金属

毫无疑问，铅是人类健康的一大威胁。幸运的是，政府采取的各种措施已经大大减少了环境中的铅含量。但即便如此，正在备孕的男性们仍然要格外小心，因为研究人员发现，体内铅含量高的男性精子数量明显偏少，异常精子的比例则明显偏高。

使用可滤除铅的水过滤器是减少铅暴露的一个好办法。你可阅读美国环境工作组在线发布的《水过滤器购买指南》查找推荐的品牌。旧油漆涂层是造成铅暴露的另一个原因，如果家里有旧油漆涂层且漆面已经剥落，最好购买试剂做个检测。进门脱鞋也能有效减少铅暴露，因为研究发现，鞋子从室外沾染的灰尘是室内含铅灰尘的主要来源。

除此之外，我们还应尽量减少使用家用杀虫剂、花园除草剂和昆虫喷雾剂。如果你的爱好或职业涉及焊接、杀虫剂或有机溶剂（如甲醛）的使用和制造，更应该多加小心。如果你比较关心环境毒素，可以登录美国环境工作组网站获取避免十几种常见内分泌干扰物的建议。

市售房事用润滑剂中的化学物质

最近，研究人员发现，房事用润滑剂中的某些成分也会对男性生育造成影响。研究显示，大多数房事用润滑剂都会显著降低精子活力，增加精子DNA损伤的概率。建议你选择专为备孕期夫妇设计的房事用润滑剂。

远离手机

虽然人们不愿意相信，但科学研究表明，把手机放在口袋里的确会对精子质量产生不良影响。克利夫兰医学中心的研究人员发现，使用手机会降低精子数、精子活力、精子存活率和正常形态的精子比例，长时间使用手机则会造成更严重的影响。他们还发现，在暴露于手机辐射1小时后，机体的氧化应激水平会升高，精子活力与精子存活率会明显下降。

研究人员认为，手机发出的射频电磁波可产生热效应和包括氧化应激在内的其他效应，从而对精子造成伤害。但这些影响只发生在手机离人体较近时，所以，为了你的健康，请尽量不要把手机放在口袋里。

保持局部凉爽

研究人员在40多年前就已经发现体温升高可损害精子质量。温度对精子质量的影响很容易从发热中体现出来，因为有研究显示，发热会降低精子的数量与活力，而且发热持续的时间越长，对精子质量的影响就越大。

其他因素也会导致睾丸温度升高，如久坐、洗热水澡、穿紧身内衣等。在一项为期6个月的研究中，研究人员发现，穿紧身内衣的男性精子参数平均降低了50%；当受试者换上宽松的内衣后，精子参数得到了提升。

很多生殖医学门诊建议男性在采集精子前一周不要洗热水澡。除此之外，久坐时要定时起来活动一下，平时要穿宽松一些的内衣。还有就是，一周的时间可能太短，因为精子的生成需要两个多月的时间。我们建议，睾丸部位保持凉爽的时间越长越好。

精子质量改善方案

· 在受孕前几个月就让你的伴侣坚持每天服用复合维生素。如果你有体外受精—胚胎移植治疗失败史或流产史，最好让他选择含甲基叶酸的产品。

· 可以考虑补充以下营养素。

  ☆ 辅酶Q_{10}（泛醇或Bio-Quinon）。每天200mg，随早餐服用。有严重生育问题的男性可以将剂量提升至每天400mg。

  ☆ ω-3脂肪酸。每天服用，至少含900mg DHA。

  ☆ R-α-硫辛酸。每天200 ~ 300mg，最好空腹服用。如果空腹服用后身体不适，可改为随早餐服用。

· 左旋肉碱。每天1000mg，随餐服用或单独服用。

· 多吃深颜色的水果和蔬菜。

·限制糖和红肉的摄入量，多吃鱼肉和粗粮。

·减少酒精的摄入量，尤其是临近体外受精—胚胎移植治疗时。

·采取措施降低毒素暴露水平。

·尽量不要把手机放在口袋里。

·保持睾丸部位凉爽。

后　记

　　由于卵子质量对生育能力有重要影响，因此，所有追求"好孕"的女性都应该熟知如何提高自己的卵子质量。如果你认为本书可堪一用，请推荐给其他正在同不孕症做斗争的女性。

　　希望本书提供的信息能够帮助你克服因卵子质量差而造成的生育问题，让你实现孕育一个健康宝宝的梦想。总之，我希望所有人都能如我一样幸运。

　　本书封底图片是小儿10天大时的留影，也是我成功战胜不孕症的见证。

　　如欲了解更多成功故事、最新研究成果以及常见问题解答，请订阅我的邮件新闻：www. itstartswiththeegg.com/email-updates。